湛庐CHEERS

与最聪明的人共同进化

HERE COMES EVERYBODY

让孩子睡个好觉

THE RESTED CHILD

[美]
W. 克里斯 · 温特
（W. Chris Winter）著
徐艺珊 译

浙江教育出版社 · 杭州

本书献给
多年来我有幸治疗过的孩子们，
也献给
梅芙、泰斯和卡姆
——我有幸每天早晨叫醒的
3 个瞌睡虫。

测一测

孩子可能面临的睡眠问题，你了解多少？

扫码鉴别正版图书
获取您的专属福利

扫码获取全部测试题及答案，
一起解决孩子的睡眠问题

- 父母的睡眠问题和对睡眠的焦虑会传递给孩子。这种说法对吗？（ ）

  A. 对。

  B. 错。

- 关于孩子睡眠的表述，你认为正确的是：（ ）

  A. 孩子在小学阶段，每天需要至少 10 个小时的睡眠。

  B. 年幼的孩子总是比年长的孩子需要更多的睡眠。

  C. 午睡对孩子来说并不是必不可少的。

  D. 学龄前孩子夜间睡眠不足的问题，可以通过增加其午睡时间和延长周末睡眠时间来改善。

- 当孩子晚上睡不着时，父母的哪种反馈对孩子更有帮助？（ ）

  A. 提醒孩子抓紧睡觉，晚上睡不好会影响第二天的学习。

  B. 警告孩子不要再说床底下有怪物，如果再要求父母去检查床底，就找一个怪物塞到他的床底下。

  C. 邀请孩子和自己一起睡。

  D. 告诉孩子偶尔一晚上睡不着很正常，可以先去做自己想做的事情，有困意了再睡。

扫描左侧二维码查看本书更多测试题

儿童睡眠问题日趋严重

在我写这本书的时候，新型冠状病毒肺炎（COVID-19）在全球持续蔓延。这个时期孩子们压力很大。我的日程表上排满了有睡眠问题的患者的预约，焦虑致使他们的睡眠问题更加严重，尤其是那些需要通过社交、运动和规律的作息来改善睡眠的年轻患者。此外，他们还经常熬夜与朋友玩电子游戏，或者和远在千里之外的家人进行视频聊天，这让他们的睡眠状况变得更加糟糕。与之相对，我的那些患有嗜睡症的患者们也有自己的痛苦之处，因为没有固定的作息时间表，他们可以自由地根据自己的睡眠需要睡得更多、更频繁，但随着生活节奏逐步恢复正常，这些孩子很难重新适应正常的作息。对他们来说，在“正常时期”睡眠问题都很复杂，更不用说在新冠疫情全球大流行期间了。

我在第一本书《睡眠解决方案》（*The Sleep Solution*）中并未谈及孩子的睡眠问题，为此我一直纠结，到底怎样才能为那些未成年孩子写一本关于睡眠的书？在我的诊所里，15% ～ 20% 的患者是孩子，包括大学生群体。当我考虑增加一个关于孩子睡眠问题的章节时，我根本无法压缩想要谈论的内容，最终，我创建了一个名叫“孩子睡眠”的新文件夹，越来越多关于儿童和青少年睡眠状况的观察和研究资料被放了进去。

我一直想帮助孩子们。在上医学院之前，我很肯定自己会成为一名儿科医生。我曾在孩子的夏令营中担任医疗辅导员，为青少年提供医疗方面的志愿服务，而且我自己成年后也孩子气了很长一段时间。所以，我很容易就下定决心要成为一名医生，来帮助孩子们。随着时间的推移，尽管我最终进入了睡眠医学和神经病学领域，但解决孩子的睡眠问题成了我工作中让我感到骄傲的一个重要部分。我没想到自己会投入这么多时间来解决婴儿、学龄孩子、青少年，甚至大学生们的睡眠问题。

这也难怪。孩子的睡眠问题正日趋严重，且通常处于未被确诊的状态。据估计，美国大约 10% 的孩子被确诊患有睡眠障碍，但所有这些患有睡眠障碍的孩子中，超过半数的孩子都得不到准确有效的治疗。另外，每年都有一些孩子在接受糖尿病、学习障碍和慢性疼痛等相关疾病的治疗，但是其背后的问题根源可能是未被确诊与治疗的睡眠障碍。2014 年的一项关于孩子睡眠障碍的研究显示，即使孩子们有幸得到了准确的睡眠障碍诊断，也只有 5% 左右的孩子能得到有效治疗。睡眠障碍还是引发心理健康问题的主要原因之一，在患有心理健康问题的孩子中，睡眠障碍的并发率高达 75%。事实上，有很多家庭都没找对病因，在实施一些错误的干预。更糟糕的是，有研究表明，孩子的肥胖症、糖尿病、学习障碍、注意力障碍、无法解释的疼痛，以及疲劳症等，都可能源于深层的睡眠问题。也就是说，那些拼命想通过镇痛剂来缓解孩子的疼痛问题从而解决其睡眠问题的父母和医生，可能完全搞错了病因——其实是睡眠障碍导致了疼痛。很多人不了解睡眠障碍在孩子的精神、身体、社会活动和受教育方面产生的负面影响。

作为一个迫切需要解决的健康问题，睡眠障碍并没有受到太多关注，而我们却已经生活在一个慢性睡眠不足的现代社会。2018 年，英国国家医疗服务体系（National Health Service）的专家宣布，孩子睡眠不足是一场“隐藏的健康危机”。患有睡眠障碍的孩子的人数之多，干扰高质量睡眠的因素之杂，以及医务工作人员睡眠知识的缺乏，让我们的孩子卷入了一场睡眠危机。当我们在与孩子的注意缺陷与多动障碍（ADHD）、糖尿病、抑郁症和肥胖症的斗争中败下阵来时，或许，未被诊断、未被治疗的睡眠障碍正默默地让这些病症变得更加严重。

人们普遍认为睡眠障碍很罕见，但事实并非如此。据美国国家睡眠基金会（National Sleep Foundation，NSF）统计，在美国，有 2/3 的孩子会在成年之前经历某种类型的睡眠问题。与患有睡眠障碍的孩子的数量（保守估计，40% 的孩子患有睡眠障碍）相比，患有常见疾病的孩子的数量如下：

- 糖尿病影响了 0.25% 的年龄为 19 岁及以下的孩子。
- ADHD 影响了 9.4% 的孩子。
- 抑郁症影响了 4% ～ 5% 的孩子。
- 肥胖症影响了 18.5% 的 6 ～ 11 岁的孩子。

美国国家睡眠基金会建议青少年的睡眠时间应为 8.5 ～ 9 个小时，但只有不到 20% 的青少年达到这一标准，40% 的青少年白天感觉非常困倦。弗吉尼亚州费尔法克斯县的一项研究发现，只有 6% 的高一学生和 3% 的高三学生达到了最低睡眠要求。另外，美国 50% 的由疲劳驾驶引发的交通事故是由青少年造成的，仅此一项数据就能看出，睡眠问题已经引发严重的公共健康危机。

希望我已经引起了你们对孩子睡眠问题的警觉，解释清楚了我写本书的初衷。虽然这很可怕，但是，和大流行疾病不同，睡眠问题可以被我们控制，而且通常很容易解决。我在本书中主要解释了在孩子的各个成长阶段，正常睡眠是什么样的，哪些情况会引发睡眠问题，以及如何解决这些问题。尽管主题很严肃，但我希望我写的这本书能让你们在轻松愉快的阅读中获得真正的帮助。

目录

THE RESTED CHILD

引 言　99% 的孩子的睡眠问题，都与父母有关？ / 001

第一部分　如何让孩子睡个好觉

第 1 章　**父母必须知道的睡眠常识** / 009

睡眠如何在孩子的大脑中发挥作用？

孩子出生前的睡眠发展 / 010

婴儿睡眠的发展 / 013

我的孩子需要多少睡眠 / 019

睡眠片段化、睡眠巩固和睡到自然醒 / 022

了解睡眠一致性 / 023

处理与睡眠一致性相关的睡眠障碍 / 025

第 2 章　**远离睡眠的 5 个误区** / 028

午睡？同睡？安眠药？你可能全做错了！

睡眠的坊间传闻 / 029

睡眠身份 / 030
不擅长睡觉的孩子 / 032
培养积极的睡眠观 / 036
同睡 / 037
午睡 / 042
偏离医学科学的警报 / 043
睡眠偏方与安眠药 / 047

第 3 章 **避免“焦虑言论”引发孩子失眠** / 053
孩子说“我睡不着”意味着什么？

儿童失眠症 / 056
睡眠感知 / 058
儿童失眠症的诊断 / 059
儿童失眠症的治疗 / 059

第 4 章 **设定良好的睡眠时间表** / 071
有时间表的孩子造就幸福的父母！

制订睡眠时间表 / 073
合理安排睡前时间 / 081
干预设定限制性睡眠障碍 / 085
改善睡前拖延和夜醒问题 / 088
合理设置起床时间 / 090

第 5 章 **让“睡饱觉”为孩子的学习赋能** / 094
“早上 7:00 有英语课，周末再好好补觉吧！”

什么是睡眠不足 / 096

睡眠剥夺的症状 / 099
学校与睡眠剥夺 / 104
睡眠不足的治疗 / 108
睡眠债务 / 112

第 6 章 **降低电子产品对孩子睡眠的影响** / 115
“写完作业之前，不准看电视！”

光线如何干扰睡眠 / 118
科技发展引发的睡眠问题 / 130

第二部分 **孩子可能面临的睡眠障碍**

第 7 章 **睡眠与注意缺陷多动障碍** / 143
“你能再说一遍吗？我感觉在听天书。”

ADHD 的症状 / 145
ADHD 患者的睡眠 / 146
如何处理 ADHD 的诊断和治疗 / 149
治疗睡眠障碍及其对 ADHD 的影响 / 149

第 8 章 **嗜睡症** / 153
“考虑到孩子在课上总睡觉，他能考 60 分已经不错了。”

什么是嗜睡症 / 155
嗜睡症的症状 / 157
诊断嗜睡症 / 162

治疗嗜睡症 / 168

第 9 章 **昼夜节律问题** / 173
“妈妈早上好！一会儿晚饭吃什么？”

什么是昼夜节律 / 175
昼夜节律紊乱的症状 / 180
确定你孩子的时间型 / 183
如何应对昼夜节律紊乱 / 185

第 10 章 **噩梦，夜惊症，梦游，说梦话，睡眠进食症** / 194
比《主妇真人秀》更具戏剧性的夜晚尖叫！

异睡症 / 196
说梦话 / 梦呓 / 196
梦游症 / 197
梦游的原因 / 201
治疗原发性梦游症 / 204
与饮食有关的异睡症 / 205
磨牙症 / 206
睡眠相关的节律性运动障碍 / 207

第 11 章 **不宁腿综合征** / 211
“如果你在我的课上坐立不安，就去走廊上待着吧。”

什么是不宁腿综合征 / 212
不宁腿综合征的症状 / 213
不宁腿综合征的诊断 / 216
不宁腿综合征的后果 / 217

不宁腿综合征的治疗 / 217
不宁睡眠障碍 / 218

第 12 章 **遗尿症** / 221
不管儿科医生怎么说，这都不正常！

什么是夜间遗尿症 / 224
睡眠紊乱 / 227
遗尿症的传统治疗方法 / 229
遗尿症的睡眠评估和治疗 / 231
梦遗 / 232

第 13 章 **打呼噜和睡眠呼吸暂停** / 235
他继承了祖母的眼睛特点、祖父的呼吸问题。

什么是打鼾和睡眠呼吸暂停 / 237
打鼾和睡眠呼吸暂停的症状 / 239
诊断睡眠呼吸暂停 / 241
打鼾和睡眠呼吸暂停的治疗 / 246

第 14 章 **睡眠和特殊情况** / 251
前方驶入医学信息混乱之地，请系紧安全带。

唐氏综合征 / 252
自闭症谱系障碍 / 252
头部外伤和脑震荡 / 253
癫痫 / 253
双相情感障碍（躁郁症）/ 254
维生素和营养缺乏症 / 255

第 15 章 **疲劳症** / 258
为什么我的孩子如此疲惫？
困倦与疲劳的区别 / 259
慢性疲劳综合征 / 268

结 语 **你已经是一位儿科睡眠专家了** / 271
附录 A **儿童睡眠时间型问卷** / 274
附录 B **睡眠之家法则** / 281
致 谢 / 283
译者后记 **每个孩子都有睡个好觉的权利** / 285
参考文献 / 288

99% 的孩子的睡眠问题，都与父母有关？

在开始阅读本书之前，我想请你们快速做一项有趣的测试（在你们认为错误的陈述前面打钩）。你们的孩子几乎每天都要在学校参加测试，因此让家长做项测试似乎也很公平。好消息是，这项测试不计分；坏消息是，这项测试不是开卷测试。测试题的答案附在本节的最后。

- ☐ 有些孩子天生入睡困难。
- ☐ 为了让年幼的孩子尽快入睡，父母需要让他们“使劲哭”。
- ☐ 孩子上学期间，每天需要至少 10 个小时的睡眠。
- ☐ 年幼的孩子总是比年长的孩子需要更多的睡眠。
- ☐ 如果一个 10 多岁的孩子抱怨他要花 4 个小时才能入睡，他说的应该是真的。
- ☐ 所有出现在孩子成长过程中的痛苦经历，都是他们走向成熟所必须经历的。
- ☐ 与婴儿一起睡觉是确保其安全的好方法。
- ☐ 午睡对所有孩子来说都是必不可少的。

- ☐ 孩子在课堂上睡着说明他睡得太晚，需要更早上床睡觉。
- ☐ 受不断增加的科技产品的干扰，现在孩子的睡眠时间比 25 年前孩子的睡眠时间少。
- ☐ 10% 的婴儿有某种程度的睡眠障碍。
- ☐ 如果孩子经常在夜里醒来或睡眠质量差，那么父母应该延长他们的睡眠时间。
- ☐ 电子产品对孩子和他们睡眠的影响可以通过调暗屏幕发出的光线来消除。
- ☐ 限制孩子看电子屏幕的时间是减少电子产品对其睡眠影响的最好方法。
- ☐ “夜猫子”类型的学生喜欢熬夜，他们通常很少出现睡眠问题，也不怎么依赖咖啡因。
- ☐ 学龄前孩子夜间睡眠不足导致的健康问题，可以通过增加午睡时间和延长周末睡眠时间来改善。
- ☐ 白天嗜睡在孩子中比较少见，在成年人群体中更加普遍。

我们来聊聊孩子是怎么睡觉的。对于这个主题，外界有非常多的错误信息。在我攻读睡眠医学学位期间，我的一位导师公布了一个非常不科学但看似准确的统计数据：99% 的孩子的睡眠问题，都是由父母的睡眠习惯造成的。他一直坚持这个观点。这个观点可能有点夸张，但也不是完全错误的。父母们确实需要进行一些反思，这没什么，很多时候我们都认为自己知道作为父母应该做什么，但对于一些事情，如果我们从来没有接受过这方面的教育，又怎么会知道呢？

我从医学院睡眠医学专业毕业时收到的小礼物是一本儿童睡眠教科书，此后我又读了很多关于儿童睡眠方面的书，这些书的写作风格和学术严谨度差别很大，但令我惊讶的是，这些书的作者似乎都只关注婴幼儿（0 ～ 3

岁）的睡眠问题，几乎从不关注 3 岁后到更年期年纪的人的睡眠问题。如果 3 岁以后睡眠问题就不再是孩子成长过程中的重要议题，那也就罢了，但实际上，孩子的睡眠状况一直在变化，而且一直都是他们成长过程中的关键因素。同样，如果睡眠障碍只在婴幼儿时期出现，那也就罢了，但实际上，你家的孩子中，可能有一半患有睡眠障碍。如果你觉得这个结论与你家孩子的现状不吻合，那就同情一下你的邻居吧，他们家有睡眠障碍的孩子的数量正好和你们家有完美睡眠的孩子的数量达成了平衡。患有睡眠障碍的孩子数量在不断增长，而我们对孩子睡眠障碍的认识和治疗仍有欠缺，于是就出现了很多睡眠专家①所说的“全球孩子睡眠危机”。

我的目标是写一本书来指导父母关注孩子成长过程中的睡眠问题——从孩子出生后在婴儿床上睡的第一个晚上开始（甚至是在那之前……），直到他们高中毕业并搬出去居住。我知道这并不容易，毕竟一位新手妈妈对了解遗精梦背后的科学知识兴趣不大；一位有 3 个处于青少年时期的女儿的爸爸只会因为她们晚上熬夜上网不好好睡觉而焦头烂额，却不会想去了解如何给一个新生儿培养最佳的睡眠习惯。

但是我想说，如果你是一个新生男婴的母亲，总有一天（而且比你想象的要快），你的孩子会在早上神神秘秘地收拾好自己的床单，然后不好意思地提出自己去洗。如果你了解这种预示着青春期到来的常见现象背后的科学原理，你就能更从容地应对这种略显尴尬的情况。同样，如果你是那 3 个天生精力充沛的女孩的父亲，如果你了解了睡前的规律性活动如何影响她们一生的睡眠，你也许能帮助你的女儿改变作息规律，帮助她们培养健康的睡眠

---

① 在本书中，我会用“专家”这个词来形容那些在睡眠科学领域有专业研究或评估资质的人。在医生、研究人员和其他出版过专著的人中，很多人比我更能胜任“睡眠专家”这个名号。如果你不信任科学家们的专业能力，那么这本书可能不适合你。

习惯。好的睡眠对所有人来说都必不可少，并不存在“嗯，这真的不适合我或我的孩子”这样的说法。

在本书中，我会从一些与睡眠有关的基础知识讲起，旨在让你快速了解睡眠的运作机制。然后，我会聊不同的睡眠主题。在每个主题中，我们将探讨该主题在孩子的不同年龄和心理发展阶段是如何变化和发展的。对于睡眠需求这样的主题，我们将结合不同年龄段的孩子进行讨论。对于睡觉时穿什么衣服之类的主题，我认为没有必要把婴儿和幼儿分开写，因为他们都穿着类似的在裆部有按扣或拉链的衣服。只要有可能，我就会尽量结合各个年龄段孩子的特点来讲述这些睡眠主题，以提升效率。最初，我是按照孩子的成长阶段来编写这本书的，即婴儿、学步孩子、5 ～ 7 岁的孩子，等等，但是我很快就发现这行不通，因为各年龄段之间重叠的部分太多，同一个睡眠主题与每个年龄段都有关，我不想将同一个主题拆散到各个年龄段去写，而且睡眠发展也没法按照年龄段被整齐地划分，它是一个连续的过程，并且具有个体差异性。

市面上虽然还没有一本以这种方式研究孩子睡眠的书，但不乏与孩子睡眠相关的书。目前的很多睡眠观点都是有历史渊源的。有时候，虽然某些观点被科学证明是错误的，但是这些已经渗透到文化中的观点还是会延续下去。例如，我常碰到一些认为少量饮酒有助于睡眠的老年人，因为他们的祖父母就是这么认为的。与一百年前相比，现在的情况有什么不同吗？我们是否将孩子的睡眠问题复杂化了？我们的孩子面对的真的是以前没有出现过的睡眠问题吗？一百年后，我的这本书将被如何评判？

为了增添一些趣味性，我会在书中时不时地谈论一百年前的著名睡眠专家安娜·斯蒂斯·理查森（Anna Steese Richardson）的一些观点。她于 1914 年出版的《婴儿养育》（*Better Babies and Their Care*）是一本充满了育儿智慧的书，书里有 42 次提到了睡眠，它是最早被纳入睡眠指导参考书目的书之一。①

理查森在参加了 1913 年 1 月 1 日举行的婴儿健康竞赛之后，对婴儿健康产生了兴趣。什么是婴儿健康竞赛？就像集市摆摊一样，婴儿们被排成一排，有人对他们的平衡感、长相等进行评估。其结果对一些人来说是有用的研究素材，而对另一些人来说可能意味着情感和心理上的创伤。②

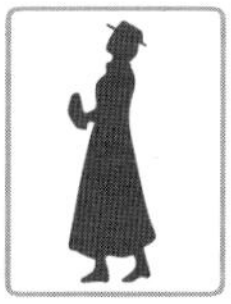

我是理查森的忠实粉丝，她的作品影响着我今天对孩子睡眠的理解。然而，这本书的立意虽好，但也提出了很多关于睡眠的不恰当理念，包括把婴儿的睡眠问题归咎于父母。不过，理查森确实明确了一个与睡眠有关的重要原则：所有孩子都需要睡眠。“这是大自然向母亲发出的警告，刚出生的婴儿只需要 3 样东西：温暖、食物和睡眠。”③ 不仅是对孩子来说，对任何人来说，睡眠都是一个不可或缺的基本需求。这是一个重要的认知，因为许多孩子和他们的父母都害怕自己睡不着。睡不着，从科学的角度来说是不可能的。因此，当你在本书中看到安娜·斯蒂斯·理查森的标识（上图）时，你会知道你得知了关于睡眠的一个更具历史意义的观点。

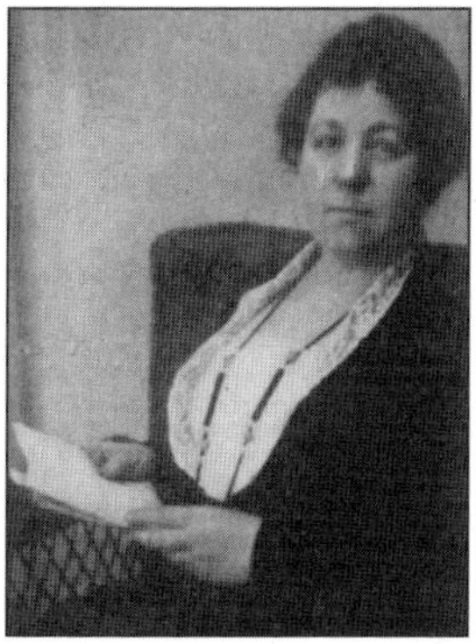

① 巧合的是，塞缪尔·欧内斯特·比利克（Samuel Ernest Bilik）在 4 年后（1918 年）出版了《训练师圣经》（*The Trainers Bible*）。许多人认为这是第一本专门研究运动训练专业的书。在这本书中，有 20 处提到了睡眠。通过这些书，我们可以间接看出人们对睡眠及其在健康和保健方面的影响越来越感兴趣。

② 理查森并没有因此获得荣誉奖的提名！

③ 是否还需要水和氧气？

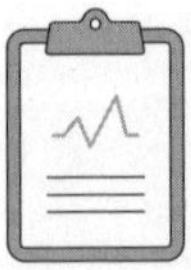

到目前为止，我已经介绍了这本书在讨论孩子睡眠问题时如何融入我的现代理念和经验，以及理查森的历史观点。但是，没有实际病人的案例怎么办？不用担心！当你看到左侧这个标识的时候，你就会知道患者的故事来了。讲述他们的故事比干巴巴地介绍理念要生动很多。当然，为了保护他们的隐私，我把他们的名字换掉了。

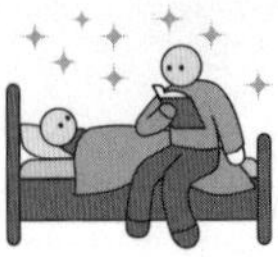

我发现，在很多与睡眠相关的书中，关于睡眠障碍科学知识和专业细节的内容很多，而关于如何解决睡眠障碍问题的内容几乎没有。我觉得为你提供能够解决这些问题的内容是很重要的，所以当你看到左侧这个标识的时候，你就会知道，一个可操作的方案来了。也就是说，这部分会告诉你，你可以做些什么来更好地了解睡眠障碍，以及如何来干预和应对它。注意：这部分有可能涉及很多人不擅长的数学知识。

最后，还有一件非常重要的事。虽然我是一个神经科医生，也是一个有双重执照的睡眠专家，在这个领域工作了 28 年，但我并不是一个总以医生的口吻说话或以医生的思维方式行事的人（不管这意味着什么）。我不穿白大褂，我要求我的病人叫我克里斯。当阅读本书时，你可以想象我们正坐在某个安静的地方，喝着饮料，像两个朋友一样谈论孩子、睡眠和好看的电视节目。我们会使用“迄今为止”“经过学术界严格评估之后得出的结论”这样的专业词句吗？可能不会。如果你不介意的话，我将在很大程度上避免这类说法。我写这本书不是为了展示居高临下的优越感，而是真的很关心你和你的孩子，而且我平常说话就是这个样子的。所以，当我说到“你和你可爱的孩子”时，我是认真的。所有孩子都很可爱，所有孩子都可以睡得很好。让我们把它变成现实吧！

顺便说一下，前面那份测试题的答案是：每句都是错的！

第一部分

如何让孩子睡个好觉

The Rested Child The Rested Child The Rested Child

第 1 章 The Rested Child

父母必须知道的睡眠常识

睡眠如何在孩子的大脑中发挥作用？

经典案例

两个孩子坐在我诊所的检查台下，争夺 iPad 上的一只叫作“嘎嘎小姐”的虚拟宠物。她们在激烈地争论是否应该给它喂食，因为“嘎嘎小姐”需要得到玩家的照顾，否则就会“死亡”。另一个大一点的女孩正在读《床底下的怪物》(*Junie B. Jones Has a Monster Under Her Bed*)，坐在她旁边的是她们的妈妈，妈妈正在给第 4 个孩子喂奶。

妈妈开始说：“艾玛出生时，我以为自己碰到了世界上睡眠状况最糟糕的人，但现在，我觉得盖布可以从她那里夺走这个称号了。”艾玛从书中探出头来，用一种羞愧的表情看了我一眼，然后继续埋头读书。妈妈继续为盖布忙成一团，盖布拒绝吃奶，但似乎真的在微笑。尽管他年纪很小，但他似乎在试图瞥一眼 iPad。

在接下来的 20 分钟里，我一边听着妈妈描述家里的混乱状况，一边做记录。她的描述让我想起了《最棒的圣诞庆典》(*The best Christmas pageant ever*)一书中的赫德曼一家。在这个家庭中，每个人的作息时间都不一样，孩子们也不愿意午睡，无论什么时候，总有至少一个醒着的孩子嚷嚷着要找妈妈。当谈及对孩子们睡眠的感受时，这位妈妈很抓狂：“她们的睡眠完全没有规律可言，和她们的爸爸一模一样……天知道为什么，他还想让我再生一个孩子！”

没有什么比看着婴儿睡觉更神奇的了。看着一个婴儿蜷缩成他在母亲子宫里的姿势，安静地在那里睡觉，我们立刻就能放松下来。观察他面部表情的细微变化、肌肉的突然抽动以及细微的原始反射动作，我们不难猜到他成长中的大脑正在发生巨变。在父母第一次看着他们的新生儿睡觉的同时，一个他们看不到的动态发展过程正在塑造着这个孩子。

孩子出生前的睡眠发展

想从尚未出生的胎儿身上研究睡眠是很难的。想象一下，一个可爱的孕妇嗔怪着丈夫给自己揉脚的时候太过敷衍……因为将智能手环套在未出生的胎儿手腕上存在技术上的困难，所以要收集他们的睡眠信息并不容易。大多数父母都知道，宝宝的心脏在妊娠期的第 22 天前后开始跳动。寻找相对简单的心跳活动，与测量像睡眠行为的起源这样的复杂数据相比，完全不可同日而语。因此，对睡眠研究者来说，胎儿的睡眠是一个谜。目前关于这个主题的大部分数据还是来自对动物的研究，尤其是对灵长类动物的研究。不列颠哥伦比亚大学母胎医学荣誉教授丹・鲁拉克博士（Dr. Dan Rurak）通过研究灵长类动物发现，胎儿的睡眠从妊娠期后半段的某个时间点开始。对人类来说，随着胎儿的神经系统呈现爆炸式发育，胎儿在妊娠第三周期初的某个时候开始逐步形成自己独特的睡眠模式。于是睡眠第一次成为了解孩子神经系统运作的窗口，我们在孩子的一生中都可以观察到这种映射。

神经学家们对这些发育主题非常着迷：大脑的成熟、神经递质系统的发育，以及由此产生的行为。我们先来看一下胎儿发育过程中其神经系统的发育情况。在妊娠期第 6 周的时候，胎儿的神经细胞开始出现，不久之后，大脑开始每分钟生成 25 万个新细胞，并将它们编入一个错综复杂的连接网络。随着这个庞大而复杂的系统的建立，原始的电活动开始出现。睡眠 / 觉醒模式的初步睡眠雏形开始出现，并且迅速发展。目前认为，人类真正的睡眠是从母亲怀孕第 27 周左右开始出现的，也就是妊娠第 3 周期开始的时候[①]。随着神经系统的形成和睡眠的出现，我们开始能够观察到胎儿觉醒的状态。对许多母亲来说，胎儿开始在子宫里或安静或踢腿的胎动变化，让她们第一次感觉到自己子宫里这个看不见的、未知的生命体是真实存在的。他就在里面，和世界上其他人一样，有自己的节律。看看是谁在凌晨 3:45 还在折腾呢！

怀孕中期，睡眠 / 觉醒模式开始出现。尽管胎儿并没有真正清醒过，我们还是会把这些模式从专业角度划分为安静睡眠、活跃睡眠、安静觉醒和活跃觉醒。这些模式一开始并不多且杂乱无章，但随着时间的推移，它们变得更加有序，更加可预测。许多母亲开始体验她们未出生的孩子身上的这些模式。虽然人类样本的相关研究不多，但生物钟和视觉研究领域的先驱道格拉斯 · 麦克马洪（Douglas McMahon）[②] 博士在 2011 年对小鼠幼崽进行的一项研究表明，母亲在白天的活动情况和她的昼夜节律会影响未出生胎儿的睡眠 / 觉醒模式。

说到新手父母面临的困境，没有什么比让新生儿好好睡觉更难的了。在阅读大量关于婴儿睡眠的书时，你要记住，不论哪种“婴儿睡眠训练”，都一直在进行中，包括妈妈坐下来给腹中胎儿阅读时。妈妈的睡眠规律、日常活动的强度和时间，以及进餐时间，都可能帮助她未出生的孩子开启某种清

① 这就是为什么婴儿出生的时候会大哭。他们已经连续 27 周都没有睡觉了，非常烦躁。——开个玩笑。

② 道格拉斯 · 麦克马洪毕业于美国弗吉尼亚大学，是吉恩 · 布洛克博士（Dr. Gene Block）的学生，吉恩 · 布洛克博士是一位传奇的昼夜节律研究者。

醒或休息模式。虽然关于这个主题的研究很少，但研究者还是有一些发现。例如，法国研究人员让－皮埃尔·勒卡努埃（Jean-Pierre Lecanuet）和安妮－伊冯娜·雅凯（Anne-Yvonne Jacquet）在 2002 年进行的一项研究显示，胎儿的心率会对妈妈的摇晃动作有反应，但对妈妈的滑行动作没有反应。两年后，中岛由香里（Yukari Nakajima）研究发现，胎儿对妈妈的驾车行为也有类似的反应。早在 20 世纪 80 年代，相关研究就发现了睡眠时母体心率与胎儿心率之间存在关系。

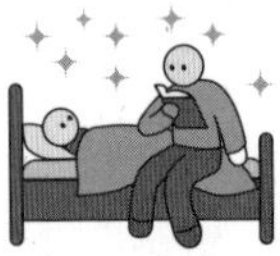

不难想象，研究孕妇的行为与她未出生孩子的睡眠之间的关系很难，但有证据表明，胎儿有能力接收信息，而且这些信息可能影响他们的睡眠行为。对此无须紧张，对于出生后的婴儿，有很多的知识和资源可以帮助我们研究他们的睡眠。如果阅读本书的你正在孕期，请注意一下你每天所做的事情，并试着安排好你的一天，如静静地坐着玩手机、在办公桌前工作、开车、运动、吃饭、睡觉，以及摇晃身体。尽量让你的活动都在每天特定的时间发生，也就是说，设置一个日程表。例如：

7:00 点起床
7:30 吃早餐
遛狗
工作
12:30 吃午饭
边阅读报纸边轻轻摇晃身体 30 分钟
工作
上室内孕妇课
吃晚餐
22:00 上床睡觉

制订一份相对规律的孕期日程表，这样你发育中的宝宝在来到这个世界之前就已经为睡个好觉做好了准备！

婴儿睡眠的发展

宝宝出生了。

当亲眼看到这个小淘气的时候，睡眠医生、研究人员和父母终于可以观察、监测孩子的睡眠了。在过去的 10 年中，面向消费者的睡眠科技产品激增。这些睡眠手环、指环和头带生成的睡眠报告，让普通大众对睡眠术语和睡眠周期有了更多的了解。像“深度睡眠”和“梦境睡眠”这样的术语已经广为人知，在《时尚健康（男士版）》（*Men's Health*）、《女性健康》（*Shape*）、《绅士季刊》（*GQ*）和《返璞归真》（*Real Simple*）这些畅销杂志上，几乎每一期都能看到与改善睡眠相关的文章。这些大众化的言辞让我们更容易一起探讨新生儿和青少年的睡眠问题。我相信，你肯定读到过一些与深度睡眠有关的知识，以及某种药物对睡眠的影响之类的信息。虽然这些知识对你了解睡眠问题可能有点帮助，但它们不能帮助你了解大脑发育还不成熟的新生儿和婴儿的睡眠问题，因为他们会表现出独特的睡眠特征。此外，虽然婴儿的总体睡眠时间很长，但他们每个睡眠周期的时间很短。

如果婴儿睡得多，他是不是就会被大家认为很懒，很没有效率？当然，我是开玩笑的。但有些婴儿每天确实需要睡 18 个小时，如此看来，这个玩笑似的想法似乎也不无道理。在婴儿 3 个月大之前，他们的大脑还不能产生脑电信号，我们也就很难区分出他们不同的睡眠阶段。

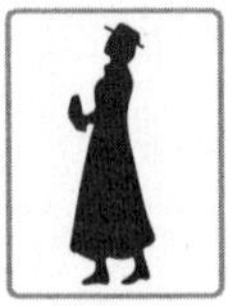

理查森认为，婴儿在被照顾得很好的情况下，每天的睡眠时间可以达到 22 个小时。她建议孩子的父母不要在摇篮边等着孩子醒来，也不要在他刚醒来后和他一起玩耍。她强调，婴儿刚睡醒时不愿意被移动，更不用说跟你一起玩了。[①]

虽然我能够理解婴儿有时候不想被打扰，但我不确定这个建议是否完全站得住脚。很多睡眠专家认为新生婴儿需要睡足 17 ～ 19 个小时。22 个小时听起来可能太多了。

婴儿的大脑还没有形成昼夜节律。如果把昼夜节律想象成电视美食节目的编排，你是美食频道的编导，你的频道需要 24 小时排满电视节目，但你只有一个名厨鲍比·弗雷，那你打算怎么做？你还需要巧妙地安排你的节目，以确保任何时间观看你节目的观众都觉得满意，对此，吉雅达[②]的美食节目需要安排多长时间才够？你要考虑的变量太多了。所以，如果婴儿最开始的睡眠被“编排”得很糟糕，他们休息的时间就会无法固定。想象一下昼夜节律缺失时可能出现的混乱情况。好在随着孩子的成长，他们大脑中的时间控制系统也会渐渐发育成熟，同时，这种主控时间的过程也会变得成熟。我们将在第 9 章探讨在昼夜节律系统发育不完全的情况下可能出现怎样的睡眠疾病。

一般来说，婴儿通常在喝奶之后入睡，平均每次睡 2 ～ 4 个小时。这种伴随睡眠的进食时间与光照条件，会让婴儿的昼夜节律慢慢稳定下来。在我们的一生中，健康的饮食习惯和适当的光照都会影响我们的睡眠健康。

影响婴儿构建睡眠节律的另一个重要因素就是妈妈的声音。虽然在整个怀孕期间婴儿都会听到妈妈说话的声音，但我们一直不清楚这些声音在促进

---

① 理查森对婴儿的描述经常让我想起“大富翁”游戏里面脾气不好的那个主角。

② 吉雅达是一位名厨，观众永远不会觉得吉雅达的美食节目时长过长。

睡眠方面有什么具体作用。20 世纪 80 年代末期的研究发现，妈妈的声音可以影响新生儿的脑电反应和呼吸模式。一项针对新生儿重症监护室的 47 名婴儿的研究表明，听到了妈妈声音录音的婴儿比那些没听到妈妈声音录音的婴儿睡得更深，夜间醒来的次数也更少。

“睡得更深”“醒来的次数更少”……这些到底意味着什么？因为宝宝现在在子宫外，可以测量脑电波，所以我们终于可以看看他们在睡着时小脑袋里到底发生了些什么。

在出生后的最初几周，宝宝的大脑仍在发育，且相对不成熟，这会使得宝宝的睡眠特征与成人的很不一样。在这段时间内，我们可以看到成熟睡眠的“前身”①。父母需要知道，这是你的宝宝睡眠形成的时候，也是父母可以开始影响宝宝睡眠的时候。让我们来深入了解一下这些变化，以及它们所指向的睡眠阶段，再进一步研究如何对这些阶段进行测量和分类。

大脑神经元创造了一个互相连接的复杂的脑电网络，在这个网络中，信号可以快速地向各个方向传播。通过把传感器放在婴儿的头皮上，我们可以来测量他们的脑电活动。

首先来看一下波频。脑电波的频率与人们在特定的时间段内看到的波的数量有关。在图 1-1 中，上下两个波形的高度（振幅）大致相同，但是在同一时间段内，上方的波形包含 12 个波长，下方的波形只有 2 个波长。虽然上下两个波的振幅相同，但上方波形的频率要高很多。想象一下，你用手指

---

① 如果成年人的睡眠是甲壳虫乐队的成名曲《寂寞芳心俱乐部》(*Sgt. Pepper's Lonely Hearts Club Band*)，婴儿的睡眠就像他们的首张专辑《遇见披头士》(*Meet the Beatles*)，短小可爱，但是不够系统和完整。

轻轻敲击水面，缓慢的敲击会以手指为中心缓慢散发出波浪，快速地敲击则会产生更快的波动频率。

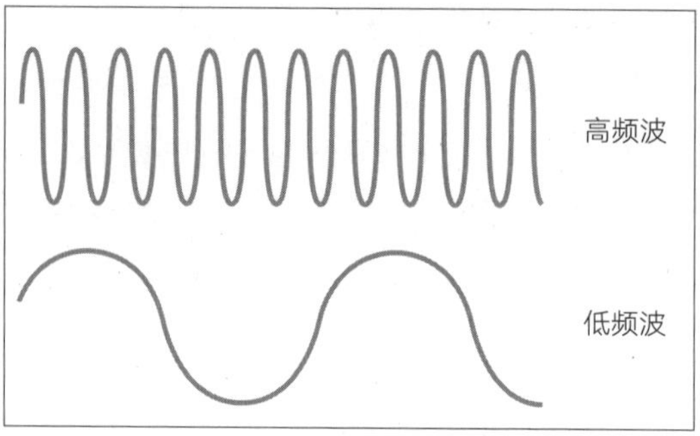

图 1-1 婴儿的脑电波波频变化

其次来看一下振幅。我们可以把振幅看作波的高度。在图 1-2 中，上下两个波段的频率大致相同，都有 12 个波长，但上方波段的振幅是下方波段振幅的 2 倍多。

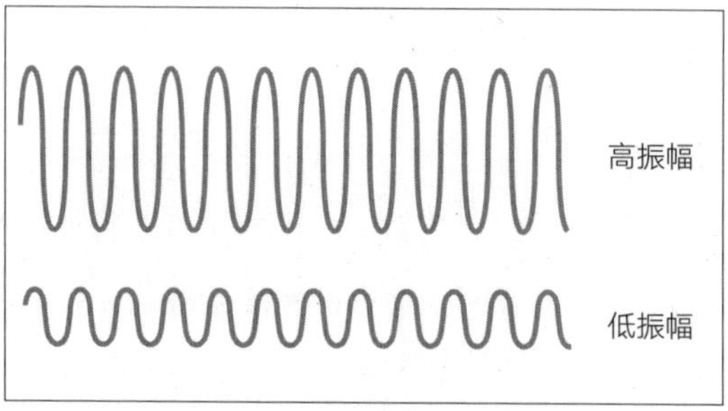

图 1-2 婴儿的脑电波振幅变化

高频声波（如短笛）比低频声波（如低音管）产生的声音音调更高。高振幅的声波更响亮，好比将一把带扩音器的吉他音量开到 11 档，而低振幅的声波则比较安静，好比将同一把吉他音量开到 2 档。

这与睡眠有什么关系？其实，当我们通过测量脑电波来研究睡眠时，婴儿头皮上的传感器可以记录下大脑中产生的波段，以供我们研究。如果你仔细观察婴儿的脑电波，就会发现他们的睡眠有明显的模式和特征。根据这些模式和特征，可以把新生儿的睡眠分为以下几个阶段：

- 活跃睡眠阶段：类似于快速眼动睡眠模式或梦境睡眠模式。
- 安静睡眠阶段：类似于非快速眼动睡眠模式，即浅睡眠模式、深睡眠模式。
- 不确定的睡眠。

你不需要急于为你的宝宝安排专业的睡眠监测，我们从已经存在的研究中就能发现很多有用的信息，如宝宝脑电波的发展变化可以反映出宝宝神经系统的发育情况。我们来看看新生婴儿的脑电波。从图 1–3 至图 1–5 中，你能看出各种波段的频率和振幅有什么不同吗？

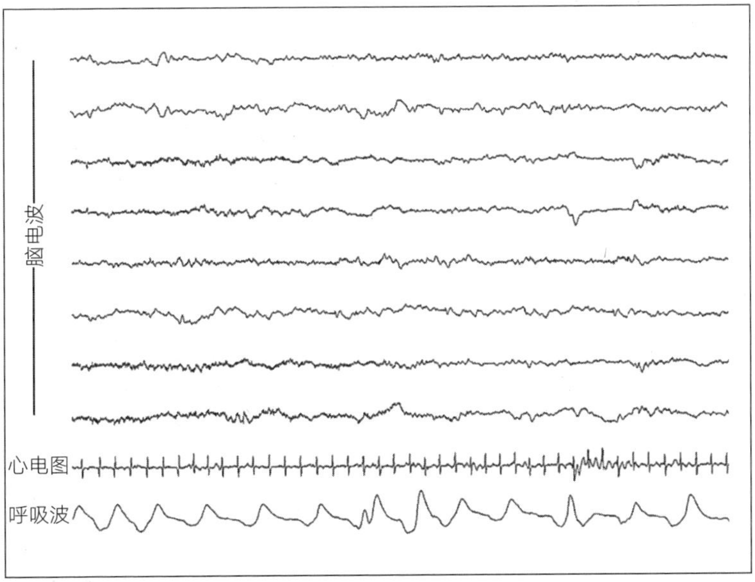

图 1–3　活跃睡眠阶段脑电波变化

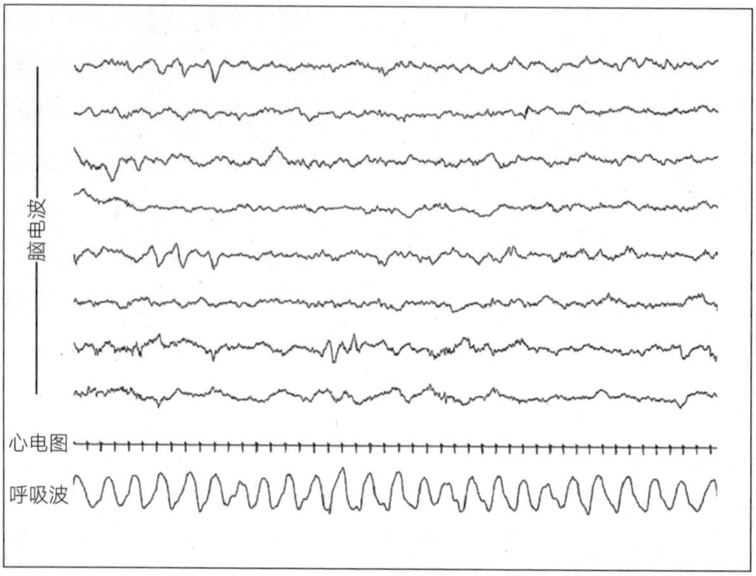

图 1-4 清醒阶段脑电波变化

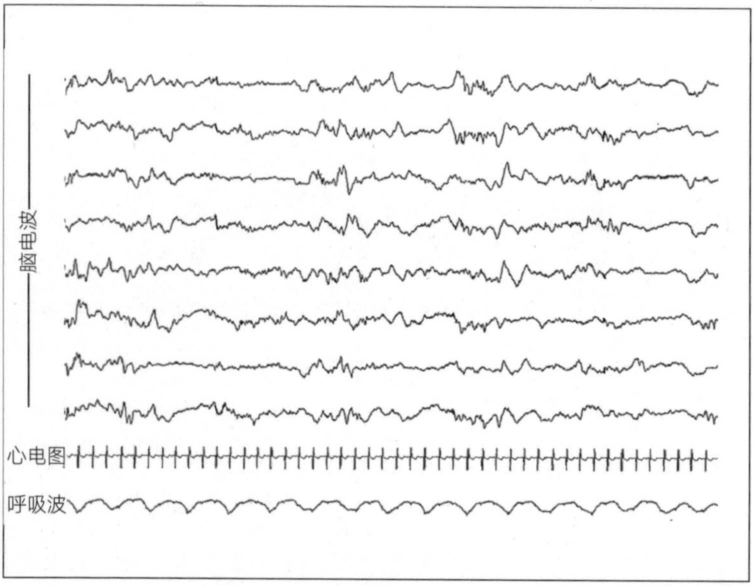

图 1-5 安静睡眠阶段脑电波变化

在婴儿出生后的头 6 个月，仅仅通过观察他们的睡眠情况，我们就很容易从他们的行为上区分这些睡眠阶段。安静睡眠实际上就是“安静的睡眠”，挺无聊的，宝宝就在那里睡觉，一动不动，只是有节奏地呼吸着。当每次朋友和家人来访，你拼命想让宝宝在大家面前表现一番的时候，宝宝通常都处于这样熟睡的状态。

宝宝在活跃睡眠阶段的表现恰恰相反。我们会看到宝宝有一些可爱的吸吮动作、狡黠的笑、专注的表情、偶然的左臂出击，这些行为都很有看头。宝宝的奶奶可能会注意到这些行为并感慨道：“看，他在做梦呢！”是的，活跃睡眠确实是梦境睡眠的前身。

刚出生时，婴儿一般通过活跃睡眠进入睡眠，睡眠的一半时间处于活跃睡眠阶段，另一半时间则处于安静睡眠阶段。每个睡眠阶段会持续大概 1 个小时，并在活跃睡眠和安静睡眠之间来回循环。

宝宝 6 个月大的时候，这种 1：1 的睡眠模式会快速进化成接近成年人的睡眠模式。非快速眼动睡眠开始被分成浅睡眠（N1 睡眠或 N2 睡眠）和深睡眠（N3 睡眠）。婴儿在进入睡眠状态的时候，不再通过活跃睡眠进入，而是开始通过浅睡眠进入。这样的睡眠模式不仅增加了更多的睡眠周期，带来更长的睡眠时间，而且通过稳定的睡眠周期减少了睡眠的干扰因素。在接下来的几年里，宝宝将继续固化他们的夜间睡眠模式，慢慢减少白天打盹儿的现象。

我的孩子需要多少睡眠

写到这里，一个很合时宜的问题就来了——既然睡眠的变化如此快速，那么，我们的宝宝到底需要多少睡眠时间？当我在公园里遇到其他家长时，吉奥说他的宝宝睡 14 个小时，而皮特说他的女儿要睡得更多。这个需要睡多久的问题太令人困惑了，更别提再去对比宝宝们白天打盹儿的时间了。

我们现在就来看看这个问题。我们的宝宝到底需要多少睡眠时间？这是一个好问题，因为答案确实影响着你生活中的每一件事，如宝宝的睡眠时间表、其他孩子的日常生活时间表、你计划在白天完成各种事情的时间表，以及可以说是最重要的——你自己的睡眠时间表（见表 1-1）。

表 1-1 美国国家睡眠基金会推荐的睡眠时间

年龄	建议时长	可能合适的时长
新生儿（0 ～ 3 个月）	14 ～ 17 小时	11 ～ 19 小时
婴儿（4 ～ 11 个月）	12 ～ 15 小时	10 ～ 18 小时
幼儿（1 ～ 2 岁）	11 ～ 14 小时	9 ～ 16 小时
学龄前孩子（3 ～ 5 岁）	10 ～ 13 小时	8 ～ 14 小时
学龄孩子（6 ～ 13 岁）	9 ～ 11 小时	7 ～ 11 小时
青少年（14 ～ 17 岁）	8 ～ 10 小时	7 ～ 11 小时
年轻人（18 ～ 25 岁）	7 ～ 9 小时	6 ～ 11 小时

资料来源 Hirshkowitz, M., Whiton, K., Albert, S. M., Alessi, C., Bruni, O., DonCarlos, L., Hazen, N., Herman, J., Katz, E. S., Kheirandish-Gozal, L., Neubauer, D. N., O'Donnell, A. E., Ohayon, M., Peever, J., Rawding, R., Sachdeva, R. C., Setters, B., Vitiello, M. V., Ware, J. C., & Adams Hillard, P. J. (2015). *National Sleep Foundation' s sleep time duration recommendations: methodology and results summary. Sleep Health*, 1(1), 40–43.

对于新生儿（0 ～ 3 个月），美国国家睡眠基金会建议每天睡 14 ～ 17 个小时（这个建议时长为每 24 小时内的所有睡眠时间）。该睡眠基金会进一步指出，有些婴儿在睡眠方面有自己独特的需求，他们的睡眠时间可能会多于或少于建议时长，他们可能需要长达 18 ～ 19 个小时的睡眠时间，也可能只需要 11 ～ 13 个小时的睡眠时间。

想一想在医院的育婴房里排列着的所有新生儿——他们被裹在襁褓中，就像塞得鼓鼓的墨西哥卷饼。如果我们将他们每个人的睡眠需求印在他们透明的小摇篮上，我们就会看到其中一些婴儿的睡眠需求标明为 19 个小时，而另一些婴儿的睡眠需求则是 11 个小时。他们之间所需睡眠时间的差别可以高达 8 个小时。

究竟是什么导致了他们的睡眠需求有如此大的差异？如果你想一想，是什么决定了他们的眼睛颜色、个子大小、头发特征以及耳垂大小的差异，答案就非常简单了。睡眠需求是遗传的！它是孩子从自己的父母那里继承来的，并根植于他们的 DNA 中。因此，就像他们的眼睛颜色一样，每个婴儿的睡眠需求也是不同的。

那么，婴儿睡眠需求之间如此大的差异会对我们产生怎样的影响呢？ 8 个小时是一个成年人标准工作日的工作时间，不包括午餐时间。在不了解这些育婴房中的婴儿以及他们的抚养者的情况下，想象一下两个有睡眠需求差异的婴儿所在的家庭将要过的不同生活。

先看一看那个要睡 19 个小时的婴儿（我们可以叫他拉斯）所在的家庭。哦，拉斯睡得多踏实啊！想象一下，当你与他妈妈共进午餐时，她告诉你拉斯很快就能睡着，而且熟睡一整夜都不闹……他的午休非常有规律且持续时间长。再深入地想一想，并听听这个女人在她的生活中完成的所有事情——打扫屋子、上 MBA 在线课程、锻炼身体，还没落下追看电视剧《古战场传奇》（*Outlander*），等等。

然后，我们再来看看另外那家睡 11 个小时的宝宝，她的名字叫科尔塔。你刚吃完午餐打算离开的时候，碰巧遇到她的妈妈。唉，完全不同的故事来了。科尔塔的妈妈看起来备受煎熬。“她可能是睡眠状况最差的宝宝了……她几乎不睡觉。”孩子午睡睡不着，一大早就开始哭闹，孩子和妈妈都绝望地挣扎着，想要能多休息一会儿，这些故事是如此折磨人，你已经在拼命地寻找离开这次谈话的方法了。

上面这两个家庭的生活状况差别太大了。想一想这些家庭承受的压力，以及这些孩子将会听到的评论。不仅今晚如此，未来的几年都是如此。当拉斯因为能好好睡觉而被直接或间接地表扬时，人们会用不太美好的言论讨论科尔塔的睡眠问题：“她总是睡得很差。”“我的其他孩子都睡得很好，我不知道我哪里做错了。”当科尔塔在成长过程中听到这些评论并感受到睡眠压力时，她很有可能会将这些评论内化为事实。睡眠认知的种子在孩子很小的时候就种下了。科尔塔非常有可能将自己认定为一个无法睡好觉的人，而不是一个只是需要较少睡眠时间的人。

这与事实天差地别！

睡眠片段化、睡眠巩固和睡到自然醒

可惜的是，弄清楚一个孩子到底需要多少睡眠时间并不容易。与种植罗勒不同，孩子们没有自带标有养殖注意事项的塑料卡片来告诉“园丁”，他们具体需要多少“阳光”和“水”。

睡眠周期自带的片段化特征也使我们很难准确判断孩子具体需要多少睡眠时间。随着婴儿的成长，这些小的睡眠片段开始聚集在一起，形成一个连续的夜间睡眠，这被称为“睡眠巩固”。在婴儿出生后的前 4 个月内，睡眠巩固发生得最快最多。随着睡眠巩固在夜间进行，婴儿在 24 小时内所需的总体睡眠时间也会随之减少。

2010 年，坎特伯雷大学儿童发育睡眠学研究员杰奎琳·亨德森（Jacqueline Henderson）发现，婴儿通常在 3 ～ 6 个月大的时候形成人们定义的“睡整夜觉”现象，这主要是由婴儿的体重和新陈代谢情况决定的。当婴儿体重达到大约 5 千克时，才能形成这一神奇的现象。这一成长发育的里程碑间接表明，婴儿在体内存储了足够的能量，可以让他们睡一整晚都不感到饥饿。

到目前为止，我们已经介绍了，发育正常的孩子的睡眠是如何发展和演变的。有了睡眠时长或睡眠需求的概念，我们就有了可评估的依据，可以找到一些评估你孩子睡眠健康状况的线索。对父母和睡眠医生来说，了解什么是健康的睡眠、正常的睡眠数值和范围，可以帮助他们判断孩子到底是睡得太多、太少，还是睡得刚刚好。

了解睡眠一致性

除了睡眠时长，睡眠一致性是另一个重要的睡眠变量。如果过于强调睡眠时长，我们就很容易忽略睡眠一致性这个重要因素。比如，一个每晚睡眠时长都很充足的宝宝，如果他的睡眠一致性很差，那他还是可能患有严重的睡眠障碍。

我们之前说过，婴儿一般应该睡足 11 ～ 19 个小时。现在想象一下，我们有两个婴儿，他们每人每天需要 16 个小时的睡眠。第一个宝宝是贾迈勒，

图 1-6 是他的睡眠模式。在他爸爸的眼里，贾迈勒睡得很好。他在晚上 7 点左右睡着，一睡就是 12 个小时，通常在父母早上做咖啡的时候醒来。他通常会在白天小睡2次，很有规律。因此，虽然他的睡眠分成了3个睡眠片段，但他这 16 个小时的睡眠时间节点在每一个 24 小时内都是一致的。

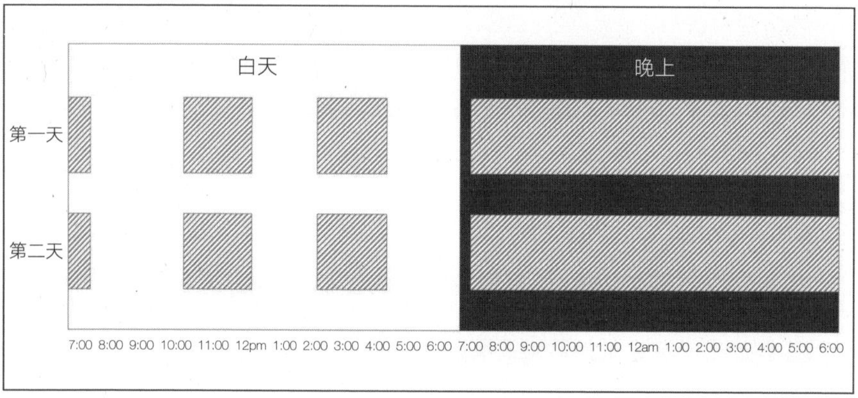

图 1-6　贾迈勒的睡眠模式

现在，我们把贾迈勒的睡眠模式和另一个睡 16 个小时的婴儿的睡眠模式进行对比。他的名字叫弗朗基。由图 1-7 可以看到，弗朗基是个大麻烦，他父母能处理好个人最基本的卫生问题就很不错了。虽然弗朗基睡足了 16 个小时，但没有人开心。在这两天里，他的睡眠不但零碎，而且不稳定。尽管他的睡眠时长达标了，但他并没有茁壮成长。我与弗朗基及其家人相处了 10 分钟后，可以很明显地发现，总的睡眠时间较长并不能阻止其睡眠问题的发生。

这对你来说可能并不陌生，如果你曾经从睡梦中反复醒来，你就会明白这种感觉。在我还是实习医生的时候，我需要在电话旁随时待命，那时候即使睡眠总时长还行，但是因为睡得断断续续，我还是感觉糟糕透了。

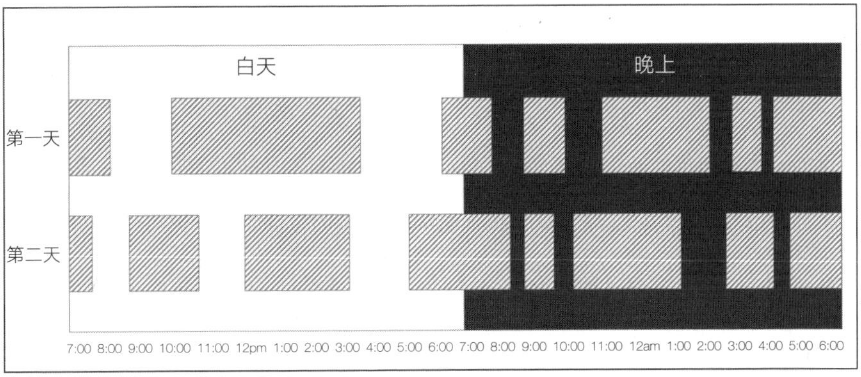

图 1-7　弗朗基的睡眠模式

处理与睡眠一致性相关的睡眠障碍

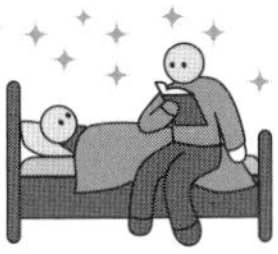

当你的孩子还特别小的时候，从宏观的视角来观察他比较合适。如果他的睡眠状况不是很好，你可以努力去改善它。我们可以确定一些具体的睡眠特征，并利用它们来制定分别适用于婴儿、小学生、大学生的睡眠改善策略。

首先，我们来问一些基础问题。你的孩子在 24 小时内一共睡了多久？在他所处的年龄段里是否正常？然后，你要考虑一下孩子的睡眠模式。他的睡眠一致性怎么样？是否可以预测？

如果你的孩子入睡很困难或很难保持睡眠状态，那你可能需要多做一些调查。看一下下面这个清单，里面罗列了一些潜在的睡眠障碍，这些睡眠障碍可能会妨碍你的孩子获得他所需的睡眠时长或者保持睡眠一致性。你觉得下面所列的内容有哪些在起作用？

胃食管反流
腹痛
疼痛
饥饿
尿布皮疹
电子产品
异常的饮食习惯
家中的噪声
外部环境噪声
兄弟姐妹的干扰
宠物
卧室里的光线

这个调查有几个要点。首先，你要确保为你的孩子睡个好觉提供适宜的环境。它是探索孩子睡眠模式的第一步。其次，你要注意控制你可以控制的事情。如果你将来需要咨询睡眠专家，这些睡眠干扰因素一定会被问及，这样你就是有备而来。请记住，医学和诊断的艺术就像一个有 20 个问题的游戏！

“你给了‘嘎嘎小姐’太多的食物。不要再这么干了！”在我打开检查室的门之前，我就清楚地知道是哪个家庭在我的检查室里等待着了。看来艾玛、盖布、妈妈和另外两个孩子又回来问诊了，而且房间里明显有一种更乐观的氛围。

妈妈先说：“情况好了很多。艾玛做得很棒。我们允许她晚上晚些睡觉，在她的房间里读会儿书，这带来了很大的变化。我们让所有的孩子在同一时间上床睡觉，因为，坦率地说，我确实需要休息一下。我想你是对的。我们对艾玛的睡眠期望太高了。就拿盖布的睡眠时间来说，一旦我把它全部加起来，就发现我强迫他睡了 18 个小时，但是他似乎更适合睡 16 个小时。我一直认为应该让孩子告诉我他什么时候想睡觉，但自从我尝试让他的作息时间更有规律后，他的睡眠模式真的发生了变化。他现在睡得很好。”

“我敢打赌，他一直是个可以好好睡觉的孩子。大多数孩子都是这样，他们只是偶尔需要一些指导。”我回答说。

“啊——！我告诉过你喂了太多食物了！”从检查台下面传来尖叫声，“现在‘嘎嘎小姐’生病了，在到处拉粑粑。”

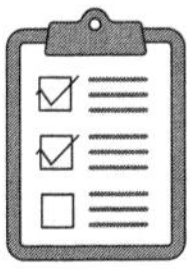

睡眠小贴士

1. 在母亲怀孕的第 3 个月，未出世的宝宝就开始有了睡眠现象。这个时候你就可以开始思考，你的行为将如何影响他的睡眠。
2. 你家宝宝的睡眠会发生迅速而明显的变化。
3. 请记住，你家宝宝的睡眠需求可能与其他的同龄孩子有很大的差异。
4. 在监测宝宝睡眠时长时，你一定要时刻考虑他的睡眠一致性。

第 2 章

远离睡眠的
5 个误区

午睡？同睡？安眠药？
你可能全做错了！

经典案例

在我的诊所里，我会问家长们一些问题，例如：“你的孩子一般什么时候午睡？”奇妙的是，父母回答这个问题所花的时间，跟他们孩子的睡眠健康状况有直接关系。在我问了杰克逊的妈妈这个问题后，她给出了可以媲美幻灯片演讲的详细回答：“嗯，这完全取决于杰克逊前一晚的睡眠情况以及我那天白天的活动安排。当我在书店做志愿者服务活动，如果我做的是分拣而不是分发工作，他就会待到午饭后才午睡，他有时会躺在我们办公室的沙发上午睡。如果我在做运送分发工作，他就和我一起待在车里，不睡觉，等我们回家后，他再在家里睡一个多小时。但是如果我先生也在家里，就别指望他再睡了。我先生在车库里改造一辆车，杰克逊对这个特别感兴趣，所以我先生会让他过去帮忙。”

这位妈妈说得停不下来。等到我终于找到机会说话时，我只能总结道：“杰克逊只有 3 岁大，睡得很不好，尤其是他的午睡很不规律。”

科学，科学，科学。我知道第 1 章里有太多让大家挠头的脑电图图片，但了解一下你的孩子是如何睡觉的绝对有必要。下面来看看所有年龄段孩子的父母都得面对的 4 个基本问题：

- 就“睡眠身份”而言，你的孩子是谁？
- 孩子应该在哪里睡觉？
- 孩子应该在何时睡觉？
- 如果孩子入睡困难，你可以做些什么？

睡眠的坊间传闻

在我们深入探讨这些话题之前，我想解释一下为什么我要把这些内容放在一起并放在本书的前面来讲。尽管我们知道很多与睡眠相关的科学知识、理论和研究成果，但那些我们在生活中听到的关于睡眠的小故事、小偏方、小假设，也对孩子的睡眠发展影响深远。还记得你在中学时留宿朋友家听到的那个可怕的传闻吗？“如果你在睡梦中死去，那在现实中你也就真的死了。”这是什么可怕的传闻？或者你和你的朋友们对睡衣派对上第一个睡着的人进行的“科学实验”——把他的手放在温水中，看他是否会尿床。这是个经典的实验！这些传闻的共同点就是，它们都跟睡眠的历史传说相关，且没有基于严谨的事实研究。这些睡眠传闻既有趣又有指导性，值得我们探讨。

“想让噩梦远离你吗？睡觉的时候，你可以在你的枕头下放一把刀、一把叉子和一把勺子。”[①] 当你的孩子逐渐成熟时，像这样的小妙招和小建议随

① 我是认真的！我的好几个患者都提到过，他们为了睡个好觉，把银质餐具放在了枕头底下。

处可见。一般来说，医学领域总会出现一些奇闻传说，而睡眠内容尤其容易成为滋生这些传闻的温床。如今每个人都可以在社交媒体上发表关于睡眠的看法和建议，家长们就更需要区分哪些信息是真实的，哪些不是。

在本书的第 2 章，我们将探讨父母对睡眠的看法：婴儿、孩子、青少年是如何睡觉的，他们的睡眠特性，以及父母的行为是如何影响孩子健康睡眠的发展的。当你阅读本章节并开始思考你该如何与你的孩子谈论睡眠话题时，我希望你要特别注意这一点：这些话题会让孩子生成一些关于睡眠的观点和信念，孩子的体验和与你的对话会帮助他形成自己的睡眠身份，而这种睡眠身份将在很大程度上决定他这辈子和睡眠之间形成什么关系。

睡眠身份

毫无疑问，睡眠身份是育儿过程中的最大迷思。孩子一出生，我们就开始忍不住给孩子贴标签了。根据我的经验，最早出现的标签有下面这些（请只勾选一项）：

体重

- ☐ 大家伙 / 胖嘟嘟
- ☐ 小家伙 / 瘦瘦小小

活动

- ☐ 对什么都感兴趣
- ☐ 严肃认真

哺育

- ☐ 饿坏了的小家伙

☐　太过好奇而不肯吃东西的小家伙

睡觉

☐　睡得不错

☐　睡得很差

就这样，睡眠身份开始形成。最初，这种身份是他的父母、家人和朋友投射在他身上的。

“哇，你的胃口真好，你肯定是未来的后卫球员！”

“看她多聪明……她就是喜欢探索不同的东西。”

“他看着电视流口水的样子，是不是似曾相识？”

“哦，天哪！看她走路的样子，不难想象她以后会成为一个芭蕾舞演员！”

“让她睡个觉真是太难了，她可真不好伺候！”

关于睡眠身份的研究结果让人震惊：一个人觉得自己睡得如何，比他实际睡得如何更重要。换句话说，如果一个孩子认为他是一个睡得不错的人，这会对其睡觉的态度、第二天早起时的感觉以及一整天的精神状态产生助益。此外，我也经常看到，成年患者认为自己现在“睡不好”是因为他们儿时的糟糕睡眠——就好像他们现在作为成年人的睡眠习惯取决于他们当年穿着尿布需要大人时刻陪在身边时的睡眠状况。因此，偏颇的睡眠身份不止是孩子自我限制引发的睡眠危机，如果我们不对其加以治疗，这些问题就会随着时间的推移愈演愈烈，使孩子成年后出现更普遍的睡眠问题。

这种睡眠身份可以用一句让我不舒服的话来概括。这句话既有确定性，又有模糊感，简单又复杂。当我走进诊所的诊疗室，看到父母和孩子坐在那里争夺 iPad 时，父母对我说的第一句话通常是：我的孩子是个不擅长睡觉的孩子。

不擅长睡觉的孩子

不擅长睡觉的孩子？真的吗？很少有家长跟我介绍他们的孩子是“坏孩子”。孩子们在学习上可能“有困难”，但他们并不是坏学生。孩子们可能“在交朋友方面有些困难”，但他们并不是社交恐惧症患者。有肥胖症的孩子并不意味着他们“不擅长变瘦”。那么，为什么坐在房间里的这些孩子却要被说成不擅长睡觉呢？

许多父母可能觉得孩子的睡眠能力[①]就像他们的眼睛颜色一样——具有遗传性，因此不可控。他们认为他们朋友的孩子和他不可思议的完美睡眠能力是天生的。

其实睡眠能力并不是不可控的。我们讨论的不擅长睡觉的孩子，可能需要花很长时间才能睡着，可能总是半夜醒过来跟父母要水喝，也有可能总是半夜进父母的房间吵醒大家。不管是什么情况，你都需要问自己几个简单却难以回答的问题：这个情况中最糟糕的地方是什么？孩子的行为和你的期待有什么不同？孩子的行为如何影响了你的生活？

很多研究表明，孩子的自我认同主要来自他周围最亲近的人。孩子会观察你的行为，聆听你的观点。他就像一块小海绵，不断地吸收你发出的信息，模仿你的行为，获取你提供的小线索。如果父母有焦虑的特质，那么孩

① 虽然睡眠时长受遗传影响，但睡眠时长和睡眠能力完全不是一回事！

子也更容易表现出焦虑的症状。这个亲子传递机制同样适用于睡眠障碍，它包含以下三个方面：

1. 代际传承的镜像反射。父母的睡眠障碍和对睡眠的焦虑会传递给孩子。也就是说，孩子会看到并模仿父母对自己一晚上没睡好的过度消极反应。

- 消极的反应："我昨晚睡得很不好，现在我感觉糟透了，今天没法儿工作了。"
- 积极的反应："我昨晚睡得很不好，但是我觉得一顿丰盛的早餐和一杯拿铁咖啡可以让我恢复精神，下班后我去健身房锻炼一下，明天就会好起来的。"

2. 异常的反应弧。睡眠障碍会让父母产生消极的反应，这种反应又会增加孩子对自己睡眠状况的焦虑感，进而让孩子睡得更差。存在睡眠问题久了，父母会觉得自己的日常生活功能严重失调[①]。不管这种失调是真的发生了，还是只是一种感觉，都会影响父母的育儿效果。无效的育儿技巧（父母失去耐心；孩子晚上一旦离开自己的卧室，父母就会对孩子发脾气[②]；等等）会导致孩子对睡觉这件事更加紧张。

- 消极的反应：一位因患有慢性疼痛性疾病而疲惫不堪的妈妈对她的孩子大喊："你的床下没有怪物，但如果你再从卧室出来让我给你去检查

---

① "日常生活功能严重失调"这句话很有意思。显然父母可以自己醒过来，自己穿衣服，利用智能手机导航到我的工作地点，并在我面前回忆他们的睡眠历史。对我来说，他们的日常生活功能完全正常。

② 说到失去耐心，我记得在我做神经科住院医生的第一年，我儿子出生了。当他无休止地哭闹时，我愤怒地冲着这个才 2 个月大的孩子喊道："笨蛋。"喊完后我愣住了，惊恐地看着我的妻子，片刻之后，我们大笑起来。

一遍，我就会找一个怪物塞到你的床下！”

- 积极的反应：一位处于纤维肌痛综合征发作期的妈妈意识到，她的疼痛会影响她的育儿方式。因此，当她很痛的时候，她会请丈夫去照顾孩子。但是有时候，对方也抽不出时间，这位妈妈就会诚实地告诉孩子：“妈妈爱你，但是一直帮你检查床底下有没有想象中的小怪物，让我的疼痛加重了。你会没事儿的。我现在需要你帮我一个忙，你要尽量待在你的屋子里，这样我会好受一些。”

3. 负强化。孩子的睡眠问题会影响他们受到的对待。换句话说，孩子的睡眠行为可能会影响家长的育儿方式，一个小问题可能会变成一个大问题。

- 消极的反应：父母允许孩子和他们一起睡在床上，或者在孩子的卧室里放一台电视机来帮助孩子“放松”，或者允许年纪大一点的孩子在某晚没睡好之后的第二天全天睡觉。
- 积极的反应：父母确保自己采取的干预措施是为了孩子将来能睡得好，而不是为了临时修正他的睡眠。好的干预措施可能包括每天按时叫醒孩子，不让他们在床上使用 iPad，等等。

最近，我的一位患者说她一直有睡眠问题和焦虑症。当我问她的睡眠问题是何时开始的时，她提到了她的童年。她的母亲是一名护士，父亲是一名军官。年幼的她睡不着时喜欢熬夜坐在床上读书，因此经常受到父亲严厉的训斥。久而久之，由于害怕被父亲发现自己躺在床上没睡着，一到晚上睡觉的时间，她就会出现一些异常行为和对睡觉的恐惧感。

她出现睡眠问题的根源就是这么简单。一个被要求过早睡觉的孩子在不困的时候却努力逼自己睡着。想想她父母的职业（军官、护士），他们可能是短睡者——天生比其他人需要更少睡眠时间的人。虽然睡眠很重要，但是人们并不是随时都有机会睡觉。因此，短睡者在商业、医疗和军事领域都可以发展得很好。通常短睡者不仅认识不到自己是这样的人，更不知道他们已经将这种特质遗传给了孩子。也就是说，他们 8 岁的孩子所需的睡眠时长与周围其他同龄孩子所需的睡眠时长并不一样。

短睡者往往不知道这个关键知识，还期待着他们的孩子能睡得和其他孩子一样多。但这是不可能的，因为他们没有长睡眠基因！结果呢？这个孩子的小小的睡眠问题改变了父母和她互动的模式。不难想象，这位父亲会把女儿无法睡着这件事情归罪于她“不守规矩”。他自己的领导者角色和睡眠不足会让他失去耐心，他一看到女儿卧房里的灯光就会发怒（**异常反应弧**），导致女儿一听到父亲上楼往自己卧室走来的脚步声就极度紧张不安。同时，母亲也很担心女儿并会经常吓唬她：如果不好好睡觉，就会生病，学习也会变得吃力（**代际传承的镜像反应**）。久而久之，随着睡眠问题的恶化和对上床睡觉这件事的恐惧感加深，她开始在课堂上打盹，并趁着周末使劲补觉（**负强化**）。她的父母对她的睡眠状况开始感到不安（**代际传承的镜像反应**），并开始质疑自己的育儿能力（**异常反应弧**）。问题反复叠加之后，一个破坏性极强的下降螺旋模式形成，最终导致她在之后的几十年里都要依赖安眠药才能入睡（可能是**负强化**的最终后果）。她这样介绍自己：“医生，我可能是您所见过的睡眠最糟糕的人。”①

这个女人一生的睡眠磨难的产生，仅仅是因为，从遗传的角度来讲，8 岁时的她只需要 8 个小时而不是 10 个小时的睡眠时间。她应该在晚上 10:00 上床睡觉，而不是晚上 8:00。

---

① 这是我在诊所见到的一个真实案例，这是她的原话。

培养积极的睡眠观

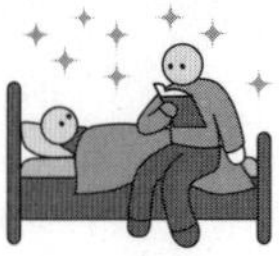

当你和儿子谈论他的身材，或者和女儿聊她对自己数学成绩的担忧时，你会注意自己的措辞。同样，当你跟他们聊睡眠问题时，你也要注意自己给他们的反馈。你要肯定孩子睡得好的夜晚，并更换不同的方式描述那些睡得不好的夜晚，这些努力能帮孩子培养积极自信的睡眠观。很多睡不好的人都纠结于那几个睡不好的夜晚，而完全忽略无数个睡得不错的夜晚。孩子需要知道，偶尔有一晚上睡不好很正常。有时我们吃午饭时觉得饿，有时又觉得不饿。我们知道食欲会时好时坏，同样，睡眠驱动力也会有波动。

当孩子想聊聊他们睡不好觉的痛苦时，你要试着倾听，他们能表达自己的想法、焦虑和压力是好事。你说的话应该是帮他们减轻这些负面情绪，而不是放大它们。你千万不要说："唉，听起来你昨晚睡得太糟了。我希望你今晚会睡得好一些。如果你一直睡得这么差，我担心你会生病、旷课、学习进度跟不上。"天啊，听起来这个 7 岁的孩子如果今天晚上还是睡不好，那他之后上大学都成问题了！其实更好的沟通方式可以是这样的："听到你说昨晚睡得不好，我很难过。不过，每个人都有睡不好的时候，哪怕是那些号称最擅长睡觉的人也会有睡不好的时候。你不用担心，一个晚上睡不好，你的身体是不会出问题的，尤其是你这样大多数时间都睡得不错的孩子。我猜你今晚会睡得特别好，能让身体得到一些恢复。我们先去吃点早餐吧。"你可以把这个睡不好的夜晚看成正常现象，并告诉孩子他的身体可以应对这种情况，然后指出他大部分的时间都睡得不错，最后，给孩子一些自信乐观的话语，而不是传播恐惧情绪。我保证，如果你能把这种对话变成一种习惯，你的孩子在 30 年后就不需要来我的办公室治疗睡眠问题了！

同睡

让我们穿越时空回到原始社会的洞穴里。我们的祖先为了保持体温，围着火堆，挤在一起睡觉。他们没有床，没有独立的房间，也没有摄像机把这个场景拍成真人秀节目。

我们今天的睡眠环境比那种原始状态下的睡眠环境已经改善太多了。不管你是从文化还是从历史视角来看，孩子的睡眠环境都已经发生了翻天覆地的变化。

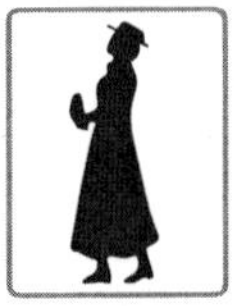

其他与孩子睡眠有关的话题都不如“孩子在哪里睡觉”这个话题具有更多的迷思和误解。理查森说：“从出生开始，婴儿就应该独自睡在一个黑暗且通风的房间里。婴儿不应该被摇晃着入睡，也不应该被塞进摇篮里推着入睡。在晴朗的天气里，父母可以把他放进摇篮里，置于门外一个没有阳光直射的角落里，让他上午和下午都能睡上一觉。傍晚 6 点时，父母应该给他脱下衣服，给他喂奶，然后让他舒服地躺在一个没有枕头的厚实的毛毯上，独自睡着。”

我们一会儿再说为什么“毛毯”这个词会让我感到不舒服。那个时代的主流育儿智慧可以总结为“以少胜多”，也就是说那个时代婴儿睡觉的地方比较固定。现代社会，婴儿睡在各种地方：摇篮里、婴儿床上、保温箱里、父母的床上。大多数孩子出生后，都像尤达宝宝一样，躺在那个很酷的带轮子和不锈钢抽屉的婴儿床里，被推着在医院里到处转。可惜你不能把这个炫酷的婴儿床带回家，因此父母们需要做出的第一个决定就是孩子睡觉的地点。

虽然我们对孩子应该睡在哪里没有统一的指导意见，但是我们知道孩子应该用什么姿势睡觉。许多研究文献指出，仰睡姿势可以显著降低婴儿猝死综合征（SIDS）的发生概率。美国儿科学会（American Academy of Pediatrics，AAP）把这个姿势推荐为婴儿的首选睡眠姿势。这个政策的实施成功地把新生婴儿猝死率降低了一半。

这里简单介绍一下并不罕见的婴儿猝死综合征。2017 年，婴儿猝死综合征是婴儿死亡的第 4 大原因，这 4 大原因分别是：

- 先天性畸形（导致婴儿死亡的天生缺陷），每 10 万名新生儿中有 118.8 人（12%）因此死亡。
- 出生体重过低（未发育完全，无法存活），每 10 万名新生儿中有 97.2 人（0.097%）因此死亡。
- 产妇并发症，每 10 万名新生儿中有 37.1 人（0.037%）因此死亡。
- 婴儿猝死综合征，每 10 万名新生儿中有 35.5 人（0.036%）因此死亡。

虽然 0.036% 这个数据看起来很小，但 2017 年美国的 3 853 472 名活产婴儿中有 1 368 名婴儿因此病死亡。显然，这并非微不足道。另外，由于下面的几个原因，死亡原因被归类于婴儿猝死综合征的数值明显是偏低的：

- 正式确诊过程很复杂。
- 要求将死亡原因标记为“窒息”或其他诊断、诊断代码。
- 一些组织、医院或医生不愿意使用“婴儿猝死综合征”一词。

婴儿猝死综合征这个词虽然比较新，但是这个病症由来已久。一百多年前，理查森就已经详细描述了“婴儿在婴儿床上死亡”的问题——从出生开始，婴儿就应该独自睡在一个黑暗且通风的房间里。这是她的底线。如果孩子和你同睡在一张床上，让她参加婴儿健康竞赛这种事情就不要想了。她还说："宝宝不会害怕，不需要灯光，也不需要成年人身体的温度。曾经发生过婴儿被疲惫的母亲闷死的悲惨事件，因为母亲睡得太沉，完全没意识到自己不小心翻身压到了这个脆弱的小生命。还有一些情况是，婴儿与患有慢性病的成年人一起睡，最终染病死亡。"

那么，婴儿到底应该睡在哪里？直到现在，像美国儿科学会这样的机构都不太愿意在这个问题上明确表态。但是，在许多研究都指出同睡是一个风险因素之后，我们该引起警觉了。这里总结了这些研究结果的建议。

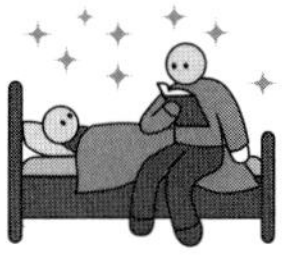

2016 年，美国儿科学会建议，孩子不要直接和父母睡在同一张床上，最好是睡在父母床边的摇篮里或小床上。这种睡眠安排应该至少坚持 6 个月，最好长达一年。其他建议包括：

- 婴儿应该仰睡。这个简单的方法可以将婴儿在婴儿床上死亡的概率降低 50%。
- 婴儿应该睡在偏硬的床面上，防止床面凹陷。此外，婴儿床应该符合安全标准，不应该有宽大的栅条或缺失的零件。
- 禁止使用毛绒玩具或者繁复的被褥等软性物品。有的婴儿床上有精致的保险杠和柔软奢华的床上用品，这种床其实不适合婴幼儿。
- 应避免使用预防婴儿猝死综合征的商业设备。如定位器等旨在将睡在成年人床上的婴儿与床上其他人分开的装置。
- 不应把孩子裹在襁褓中以预防婴儿猝死综合征的发生。

2016 年的《儿科》（*Pediatrics*）杂志声称，有监督的"趴卧时间"可以确保婴儿的睡眠安全。而且"趴卧"可以帮助婴儿增强肩部力量，并避免因长期处于仰卧位而导致后脑勺变平。仔细研究一下那些用来支持起草这份建议文件的科学研究，其实还有一些建议之外的研究结果值得家长们考虑。

首先，虽然有明确的证据表明同睡是危险的（如婴儿整晚与成人同睡，或者半夜喝奶后被抱到父母床上与其同睡），但也有证据表明，与父母分开单独睡的婴儿同样会有危险。与父母一起在沙发上睡着似乎也会增加风险。

有一个支持同睡的大型社区，我也支持他们的一些理念。从进化论来看，与孩子分开睡是一个相对较新的尝试。父母在夜间与孩子的连接可能是非常有意义的。同睡虽然可能会降低父母的睡眠质量，并培养一种以后难以摆脱的睡眠状况[①]，但也是有好处的。詹姆斯·麦克纳（James McKenna）是一位人类学家和睡眠研究者，在他的《婴儿安全睡眠》（*Safe Infant Sleep*）一书中，你可以了解更多他对这个主题的观点。值得一提的是，在我写本书期间，他在圣母大学母婴行为睡眠实验室发布的建议，确实与美国儿科学会目前给出的建议不同。

在孩子的发育方面，同睡也有潜在的弊端。一些研究指出，比起那些独自睡觉的婴儿，与父母同睡的婴儿睡的时间更短，睡眠更容易受到干扰，睡前更抗拒入睡，而且会出现更多的行为和情绪问题。

你是否曾经参加某个晚宴并注意到，一个年轻女子安静地拒绝了所有的饮酒邀约，10 分钟后大家都在庆祝她怀孕了这个好消息？为什么她一口酒都不喝？

原因是，她想控制她能控制的东西，尽己所能生下一个健康的宝宝。不

---

① “亲爱的，你能去别的房间做你的微积分作业吗？你爸和我该睡觉了！”

幸可能难以避免，但是无论发生什么，这位母亲都想说："我为孩子的健康和安全做了我能做的一切。"关于婴儿睡眠环境的决定应该得到同样的关注。

我不支持同睡也有我个人的原因。我的患者和朋友中有人曾在床上误伤了自己的孩子。我自己的一个员工也因同睡失去了她五个半月大的孙子——她的女儿早起去上班，女婿以为孩子已经被放回了摇篮里，但实际上孩子还和他一起睡在床上，结果，孩子窒息而死。我亲眼看到了这个悲剧给整个家庭带来的毁灭性打击，那不亚于一颗炸弹在客厅里爆炸。他们的婚姻关系迅速恶化，这个爸爸悔恨万分，备受指责，最后只能靠服药度日。

如果这种悲剧发生在你自己家里，你还会为当初做出和孩子同睡的决定而开心吗？我见过登山运动员或低空跳伞者说，他们能够接受自己意外死亡，因为没有征服过高山或者挑战过桥上跳伞的人生不是他们想要的人生。万一意外发生，他们伤心欲绝的亲人也会因为他们死于自己热衷的事情而得到一些安慰。换句话说，他们觉得死亡或残疾这类可能性代价是值得的。我还没有遇到过在悲剧发生后也这么想的父母。事实上，所有这些父母都极度后悔当时做出了让孩子和他们同睡的决定。在我个人接触的所有案件中，父母饮酒或者其他不当行为从来不是悲剧发生的原因，除了父母决定与他们的孩子一起睡。顺便说一句，所有经历过这种事的人都发誓再也不这样做了。

你可以抱着你的宝宝，和宝宝依偎在一起，和宝宝说话，给宝宝读故事书，给宝宝买印有你最喜欢的橄榄球队标志的连体衣。但是一到睡觉时间，至少在宝宝出生的第一年里，你要让他睡在一个紧挨着你床的符合安全标准的小摇篮里。

午睡

我们已经决定了小家伙晚上要在哪里睡觉，和谁一起睡。很好。现在我们要解决的问题是，他应该什么时候开始睡？晚上睡觉是孩子睡眠的重要组成部分，那么白天的睡眠呢？虽然午睡一般被认为是婴儿睡眠时间表中的一部分，但它也是所有年龄段的孩子日常时间表的一部分，包括大学生。

除了婴幼儿或青少年应该睡多长时间，没有其他话题比午睡更令人关注和担忧了。本书中给出了精心设计的午睡时间表，并用大量的睡眠变量来匹配，可能只有那些研究过矩阵和高级数学建模的人才能理解这些知识原理。

关于午睡的概念化，很简单，我们可以把午睡看作“睡眠甜点”，它类似于我们在一日三餐之间吃的零食。还记得那本非常流行的书吗？它教你给孩子吃什么零食，以及何时给孩子吃。我没有这样的书。因为这件事其实很简单，如果孩子在晚餐前几个小时就饿了，你可以给他一些金鱼饼干，然后让他该干什么干什么去[①]。

我希望你也能以这种方式思考午睡问题。当我们梳理关于午睡的思路时，主要原则就是，一切从简。

首先，孩子在午睡中得到的是必需的睡眠，应该被计入日常整体的睡眠数量，而不是某种与孩子日常睡眠需求无关的额外睡眠。还记得第 1 章中美国国家科学基金会发布的睡眠需求推荐表吗？它的标题用的是“睡眠时间”，而不是“晚上的睡眠时间”。也就是说，表格里的数字是他们每 24 小时所需

---

① 食物和睡眠都被认为是我们的身体必需的东西，就像水。我喜欢用与食物有关的比喻来讲解睡眠。

要的睡眠量。

就像一大袋家庭装的薯片会破坏晚餐一样，孩子午睡 2 个小时可能会“破坏”他夜间的睡眠习惯。不管是跟一个新手妈妈，还是跟一个每天下午在沙发上看着《热板凳》（*Hot Bench*）不小心睡着的老奶奶讨论孩子午睡这个事情，我都会用这个简单的例子。

对幼儿来说，这直接关系到我们已经讨论过的睡眠需求和睡眠一致性的概念。这也直接影响到我们正在讨论的睡眠身份的问题，因为父母们可能都特别希望孩子能够午睡。

小婴儿的午睡会简单很多。一个新生儿每天白天可以午睡 5 次，而等到他 1 岁生日的时候，他午睡的次数可能会减少到 1 天 2 次。你可以像那些已经有大孩子的父母一样，从一开始就为他制定睡眠时间表，或者你也可以随机应变，从宝宝的日常自然模式中寻找线索来制定睡眠时间表。但无论采用哪种方法，你最终都应该有一个明确的午睡时间计划。

偏离医学科学的警报

有些父母允许他们的孩子随时午睡。孩子有时候在跟父母去买菜的路上就睡着了，甚至在超市停车场的车里就睡着了。关于午睡的好处，2019 年一项对 3 819 名小学生的研究表明，午睡对孩子的认知能力、心理健康和情绪健康都有好处。但关于午睡时间长短产生的影响的系统研究并不多。

我想提醒你，我说的应该安排午睡计划，是基于教育的观点，而不是医学实证研究。在本书后面的章节中，你会了解到生物钟和昼夜节律对孩子身体的重要性。出于这个原因，我们需要在一天中给孩子提供与时间有关的明确标记。就像我赞成设定固定的上床时间和起床时间一样，我也赞成设定固定的午睡时间，当然，随着孩子逐渐成熟，这个时间表也会改变。我的建议是，确保孩子每天都有固定的午睡时间，这比决定具体几点让孩子午睡更加重要。你的孩子需要你来帮助他规划大脑的发展，你现在培养的这些早期睡眠习惯将在未来极大地帮助孩子获得更棒的睡眠能力。

例如，你计划让孩子睡 1 个小时的午觉，孩子花了 55 分钟才睡着，在他打了个 5 分钟的盹后闹铃响了，你把孩子叫起来，让他继续其他的活动。这太难了，没有多少父母愿意这么干，但这恰恰是制订午睡计划时我们该做的。此外，你还需要阻止孩子在午睡之外的其他时间睡觉。如果你想拥有一个能好好午睡的孩子，就必须设计一个午睡计划，给孩子提供按时睡觉的机会。如果你的孩子不需要或不把握这个机会，那么之后你需要根据自己观察到的孩子的需求或者自己家庭的需求来调整这个午睡时间表。

回到科学上来，一个能好好午睡的孩子也是一个健康的孩子。你为孩子午睡付出的努力绝对会回本！2018 年，发展心理学家克拉拉 · 霍瓦特博士（Dr. Klára Horváth）在一篇文献综述里总结说，孩子的午睡对于他记忆的发展至关重要。其他相关研究也指出，午睡对孩子的身体健康和认知发展有更广泛的益处，但研究结果的不一致性以及研究对象的年龄和午睡模式的不一致性，使得我们无法得出更明确的结论。

除了午睡对健康有益之外，午睡的存在和逐渐消失可能对孩子的成长发育也有重大意义。曾经有人告诉过我，换牙早的孩子更聪明[①]。新的研究表

① 或者晚长牙才是聪明的象征？无论怎样，我都找不到可靠的研究将长牙或掉乳牙的时间与智力水平联系起来。

明，对午睡的需求可能是孩子认知发展的标志，例如，早早就不再需要午睡可能是神经系统加速成熟的标志。后面的章节里会讨论青少年的午睡问题。现在，我们只要记住，不应该让他们熬夜上网玩游戏，然后在白天呼呼大睡。我们在这里讨论的不是这种午睡。

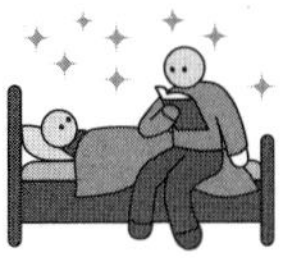

我们都同意午睡是一件对孩子尤其是 5 岁以下孩子有益的事情，现在，让我们建立一些简单的规则来帮孩子午睡。

从一开始，就不要把午睡当成小睡，午睡是一种休息。午睡意味着睡眠，而睡眠有时会发生，有时不会。当你要求你的孩子睡觉时，孩子和家长都会把睡觉和表现焦虑[①]联系在一起。想象一下，你的女儿长大一些后，在家里的车道上自娱自乐地投球玩。再想象一下，她在一场冠军角逐赛中，站在罚球线上，只要投中两球就可以赢了。你感受到那种坐在赛场看台上的紧张感了吗？她也有同感。尽管是同样的动作——把一个橡胶球投进一个铁圈圈，但她可能会受到心理状态的影响而发挥失常。为了防止这种情况发生，我们在白天要有“休息时间”，目标很简单，就是让身心获得休息。如果你的孩子睡着了，那也很好，但我们的目标其实是休息。

睡眠和休息非常不一样。如果我说：“一，二，三……现在睡觉。”我很怀疑你或任何孩子能做到这点，因为这并不是我们可以控制的。但如果我说：“一，二，三……现在休息。”任何人都可以踢掉他们的鞋子，向后靠，闭上眼睛，进入休息状态。这百分之百在我们的控制之中。

① 表现焦虑（performance anxiety）：指与执行某项任务有关的焦虑，是 2019 年公布的精神医学名词，出自《精神医学名词》。——编者注

而控制正是我们想要告诉孩子的东西。他们要能控制他们的未来，控制他们是谁，控制他们爱谁，控制他们的信仰和信念，控制他们的健康和睡眠。如果我们要求孩子去休息而不是睡觉，你其实是在告诉孩子，他们不会输[①]！对了，休息与睡眠对我们的身体和心灵都有极大的好处。

午睡的结束方式应该与孩子夜间睡眠的结束方式一样：明确地结束。当休息时间结束时，你要温柔但坚定地叫醒孩子。即使他只睡了几分钟，你也要表扬他的努力，让他知道这段短暂的休息对他很有益处，并告诉他你也休息了（这其实很有帮助，至少孩子会认为他没有错过什么有趣的事情）。然后带他们去温暖、光线充足的地方活动，切莫让他们一直睡到下一个午睡时间。

午睡适合高效睡眠者。如果你的孩子在夜晚不能保持完整连续的睡眠，那我们可能需要重新评估孩子白天的午睡计划。夜间睡眠开始变得断断续续是一个常见的迹象，表明孩子的睡眠需求下降，身体逐渐发育成熟。当孩子开始入睡困难或者晚上难以保持连续的睡眠时，这一般是大脑发出的信号：睡眠机会充足，但是睡眠驱动力不足。此时，你可以将孩子的午睡时间减少15～30分钟。随着孩子身体发育逐渐成熟，他的夜间睡眠时间会减少，但午睡时间往往减少得更快，最终他的夜间睡眠会稳固在一个时间段里。

一些多孩家庭会有一个“家庭休息时间”，要求所有孩子都在同一个时间休息。我的孩子们在小学毕业前都被安排了休息时间，这个休息时间不光对提升他们的记忆力有好处，对我们来说也非常重要。在不允许使用电子产品的情况下，他们有时会睡觉，有时会看书或画画，而我们也可以借机让自

---

① 这就是为什么我们诊所的医生会经常说这样一句话——不要以你的下意识来判断孩子睡觉的成功与否。

己获得休息、恢复精力，这样我们才能成为更好的父母。关注这一点会帮你更好地权衡之后如何调整这些休息时间。

最后，如果你的孩子突然像之前一样需要较多的睡眠时间或者白天过度午睡，请不要忽视这个现象，它可能是患有嗜睡症的信号（本书后面会提到更多有关嗜睡症的介绍）。虽然我们往往默认这是熬夜导致的，但这个解释在有些孩子身上行不通。如果你觉得孩子的睡眠状况不对劲，请相信你的直觉，并与你孩子的主治医生谈谈你所担忧的问题。记住，随着孩子逐渐长大，他应该需要更少的睡眠时间，而不是突然需要更多的睡眠时间。我们一生的睡眠都应该遵循这个变化趋势。

睡眠偏方与安眠药

每个父母都关心孩子的健康，然而，我们除了通过孩子的外表、行为、饮食和睡眠状况，并没有太多其他的途径和方法来了解他们的健康状况。这可能就是在孩子的睡眠状况和我们预想的不一样时，我们会如此纠结的原因。

当我们对事情有控制权的时候，我们的感受是积极、乐观的。我们想控制孩子的健康和他们的睡眠，而利用药物控制就是其中一个方法。助眠药物历史悠久，也能帮你对付折磨着你孩子的睡眠问题。

助眠药物现在随处可见，但是说到偏方，你可能得追溯到你曾祖父还是个婴儿的时候，看看他用过的助眠物品。威士忌加蜂蜜、蜂蜜加威士忌、一勺蜂蜜配威士忌，以及不含蜂蜜的威士忌都是当时相当流行的用来助眠的东西。古老的杂志上有专门宣传帮助孩子入睡的药品的广告。顺便说一句，理查森最喜欢的是“将肉汤或稀饭作为哄睡剂”。

这里有个问题——什么样的睡眠问题会需要药物的干预？过去很多孩子的睡眠问题看起来与今天孩子的睡眠问题非常相似，如孩子难以入睡，或者一个十几岁的青少年半夜醒来后无法再次入睡。这有什么大不了的？

在过去，两个原因让睡眠问题成了大问题。首先，无法让孩子好好休息，父母会觉得非常愧疚，觉得自己是糟糕的父母。过去有很多书大肆宣传具备哪些特征意味着你是个坏妈妈。你想被认为是坏父母吗？当然不想。其次，如果你的孩子睡得不好，那他们的健康就会受到影响，而且这些影响是相当可怕的（或至少听起来是可怕的）。根据你读到的内容，睡眠不足的孩子会出现这样一些症状：眼睛发红变黏、反应迟钝、品行恶劣、邋遢、呆板、无精打采、愚蠢。睡眠不好会使人神经衰弱，最终引发精神疾病、身体疾病和死亡。

那时候的底线是，不管孩子为什么睡不好，父母都要像预防肺痨、脑水肿和冬日发热一样努力避免孩子出现睡不好的情况。站在父母的角度，这是可以理解的。有什么比一个孩子在应该睡觉的时候不睡觉更令人不安的呢？这不仅从医学的角度来看有问题，而且也会给忙于照顾他的人带来巨大的不便。这样来看，为孩子提供一些符合医用标准的“麦芽酒”似乎是合理的。

那是在当时。时间快进了几十年，强制孩子进入睡眠状态变成了一件很严重的事情。20 世纪 30 年代，戊巴比妥（Pentobarbital）开始被普遍用于治疗孩子的焦虑类病症。它取代鸦片衍生物，起到镇静作用。随着时间的推移，这类药物最终因为安全性问题（可能是玛丽莲·梦露的死因之一），退出了助眠剂的舞台[①]。

随着对孩子安全问题的关注，新一代儿科医生们开始对巴比妥类药物和苯二氮卓类药物（如安定）敬而远之，转向更安全的抗组胺类药物。后来，抗组胺类药物的销量在非处方药中呈爆炸式增长。你问：儿科医生手头有什么可以治疗孩子睡眠问题的药物？加入一些抗组胺剂，在瓶子上贴上 PM，突然间儿医们就有了一种新的用于治疗睡眠问题的药物可以推销。

虽然市面上仍然可以看到抗组胺类药物，但现在更流行褪黑素。褪黑素是在我们大脑中自然产生的一种化学物质，它将黑夜和睡眠联系起来。仿佛一夜之间，褪黑素就随处可见了，它被添加在儿科药物、运动饮料和软糖中，大家吃褪黑素就跟吃糖果似的。我对褪黑素有一个很大的担忧——通过体外补充的方式给孩子添加褪黑素，其实是在向他的大脑发出一个破坏性信号，即大脑有其他渠道可以获取褪黑素，不需要再产生那么多的天然褪黑素了。到目前为止，没有任何与孩子有关的研究能支持或推翻这一理论，在成年人群体中的相关研究结果也是各不相同。

那么褪黑素到底是不是真的能助眠？不好说。研究结果各不相同的一个主要原因是你给孩子服用的褪黑素含量因品牌不同而差异巨大（有些品牌的褪黑素药片里甚至不含褪黑素）。而且，即使是同一个品牌的褪黑素，每一颗药片中褪黑素的含量都有差异，这个差异可以高达 400%！我反对使用各种助眠药物的主要原因是，当有人向你推荐助眠药物的时候，99% 没有靠谱的科学和医学论证来支持用药。我最喜欢的一个睡眠秘密法则[②]是：我从

① 药物总能找到一种方式被再利用，戊巴比妥也不例外。它现在经常被用于注射死刑。

② 在接下来的章节里，我还会透露一些我的睡眠秘密法则。它们并不是真正的秘密法则，只是我对我的睡眠患者常用的表达方式。

来没有见过一片安眠药是不撒谎的。

“我的孩子睡不着觉。”
“天啊！给，试试这些褪黑素软糖。”

想象一下，用这种处理病症的方式来应对其他任何一种身体病症。

“我的孩子出现了皮疹。”
“天啊！来，试试这套亚麻布连体衣。”

结果可能是病症好多了。孩子不出难看的、烦人的皮疹了，他现在看起来特别好。问题是，我们到底是解决了问题，还是只是掩盖了它？如果你不深入挖掘和了解问题背后的原因，只对单一的症状采取治疗措施，那么给孩子开助眠类药物并不比在断裂的骨头上贴创可贴要好多少。而且开助眠类药物往往比掩盖问题更糟糕，它们会让病情继续恶化。一句话：如果没有合理的医学理由，孩子们不应该服用助眠药物，而在我的整个职业生涯中，我只听到过少数几个符合医学标准的理由。

为什么不应该用药物呢？服用这类药物有什么危害呢？① 抛开成瘾性、药物的相互作用和副作用不谈，服用助眠药物还有一个巨大的我们极少提及的危害，即给孩子吃助眠药物等于向他说：“你的睡眠能力出了问题，所以我给你吃 ____ 来解决这个问题（空格上可以填写任何助眠药物、助眠产品）。”这句话是个弥天大谎，没有孩子需要靠药物来入睡，睡眠是必然会发生的。通过给出这种药物，我们进一步削弱了这个孩子构建积极睡眠身份的

① 有趣的是，很少有父母质疑开给孩子的助眠药物的副作用，但他们常常因担心抗癫痫药物或疫苗的安全性而拒绝使用它们。

能力，并可能导致他有一天出现在某人的候诊室里，争辩说自己“绝对需要”一些助眠药物才能睡着。这种情况每天都在我的诊所里发生。①

那么成年患者为什么会要求服用这些药物呢？“这不是因为我想吃药，医生。我讨厌吃这些药，但我需要它们，这样我才能正常工作和生活。”父母也是如此。他们希望孩子能取得好成绩，能举办出色的小号演奏会，能在本周的游泳比赛中打败同年龄组竞争对手，并进入梦想的大学。他们希望自己的孩子能够发挥出最佳水平。

遗憾的是，没有研究发现有任何一种助眠剂能提升孩子白天的身体机能水平。你去问问那个给你的孩子开了助眠药物的临床医生：“这是一种被批准的专门用于改善孩子睡眠状况的药物吗？”再问问（重点来了）：“你能指导我看一些用来说明你所推荐的这种药物是如何改善他晚上的睡眠和白天的身体机能的文章吗？”如果他们真的有答案，请把那篇文章发给我，我有一个空文件夹，上面写着“关于改善孩子睡眠、健康和表现的助眠药物研究”，我很希望能有一些资料放进去。但在那之前，在大多数情况下，我们可以提供比服用药物更好的治疗方式。

“你的建议我做不到！”杰克逊的妈妈听完我跟她解释的关于杰克逊的年纪与他的睡眠需求之间的关系之后说。我们讨论了她希望杰克逊在晚上能睡几个小时的问题，以及他的睡眠时间表。她希望杰克逊白天能和她 1 岁的孩子一样，午休 3 个小时。

“但是，如果我总是按计划把他叫醒，我就没有办法完成我需要做的事

① 这就是为什么在我的诊所中，成年人的存在让我变成了一个更好的儿童睡眠医生——我每天都会被提醒早期睡眠教育不当和治疗不当的长期后果。

情了。给他服用褪黑素怎么样？我姐姐就给她的孩子吃这个。”我告诉她，如果她觉得杰克逊不按照睡眠时间表来睡觉，她的生活会更好一些的话，那她没有任何法律义务要采用我的意见。她只是需要明白，一个不规律、不可预测的睡眠时间表会导致孩子的日常生活同样不规律、不可预测，就是杰克逊现在的状态。

当我告诉她杰克逊白天只需要休息 2 次时，我感觉她差点就要离开，不想再听我说了。我没有给她褪黑素棒棒糖，而是给她讲解如何用休息时间取代睡眠时间，她看起来非常恼火。但她坚持住了，尽量听我讲完了。最终，杰克逊睡着了，同样的原则在他妹妹身上发挥得更加淋漓尽致。

睡眠小贴士

1. 即使宝宝还在你的肚子里，只要你开始和他说话，你就要告诉他，他是一个很了不起的能好好睡觉的孩子。构建他的积极睡眠身份永远不会太早。
2. 不要和你的孩子同睡，你要用其他方式爱他。
3. 午睡是好的，但你应该安排好时间，不要影响孩子晚上的睡眠。
4. 孩子不需要靠吃药来入睡。每个家长都有权了解医生给孩子用药的确切原因——为什么你的医生要给你的孩子服用助眠药物？

第 3 章 The Rested Child

避免“焦虑言论”引发孩子失眠

孩子说“我睡不着”意味着什么？

经典案例

茉莉是一个活泼的 4 岁女孩，她一直都有睡眠方面的问题。茉莉的妈妈是一位护士，当她在诊疗室里给我描述茉莉的问题时，茉莉兴奋地在屋子里转来转去。她一会儿爬到妈妈腿上，一会儿拿起一本书，一会儿又把书扔下，然后开始翻她妈妈的手提包，并成功地翻出了一部手机和一张迪克体育用品商店的优惠券。她毫不费力地登录手机，并宣布她需要在这家商店买橄榄球、足球和篮球。同时，她会时不时地插嘴补充一下她对自己睡眠状况的看法。

“我们要求茉莉晚上 8:00 上床睡觉，但她经常熬到半夜还睡不着。有时候她凌晨 4:00 就精神百倍地起床了。这个孩子都不怎么睡觉的。”这位妈妈还说了茉莉有一次在车里睡着的事情。

“不对，我从没在车里睡着过！你说如果我不睡，坏事儿就会发生，你会把我的玩具拿走。”

“亲爱的，我没有这么说过。”

我注意到茉莉在6个月前做过睡眠检测，就询问了一下测试结果。

“没什么。他们没发现什么。她几乎没怎么睡过觉！”

还好，茉莉的儿科医生把她的病例和睡眠监测结果都发给了我，监测结果显示了以下几个要点：

熄灯时间：晚上11:10
入睡时间：晚上11:42
睡眠效率：98.07%
总睡眠时间：7小时10分钟
检测人员备注：她妈妈睡着后鼾声大作

98.07%的睡眠效率的意思是，茉莉在睡着后到最后醒来前，有98.07%的时间都在睡觉。

打鼾和睡眠呼吸暂停可能是我诊所中成年患者的常见主诉，而失眠毫无疑问是儿童患者的最常见主诉。对孩子和监护人来说，没有什么比睡不着更痛苦的了。想想看，她能否睡个好觉决定着一切：她的健康、她的成绩、她的大学、她的未来！这是个多么沉重的话题。她必须在熄灯后就要让活跃的大脑安静下来。我们可能都有过这样的经历——在黑暗中等待……沮丧……愤怒……害怕。

早上起床后，我们就得在早餐桌前总结前一晚的睡眠情况了。通常，孩子会抱怨“睡不着”，或者可能会说他完全没睡着。其实这种情况并不罕见。据估计，大约50%的孩子都有过睡不着的情况。其实我更惊讶的是这个数字竟如此之低。你能想象一个孩子在大学毕业前从来没有因为考试失利或失恋分手而失眠过吗？

鉴于睡眠问题在所有年龄段的孩子中的高发频率，以及我们把睡眠作为获得健康、成功和幸福的秘方，我们也就不难理解为什么前一章说助眠剂随处可见了：孩子们迫切地想要睡觉，父母害怕他们的孩子不睡觉，而医生们觉得他们有义务改善这种情况。但我们面对的实际情况究竟是什么？孩子真的是在晚上“不睡觉”吗？

像茉莉这样的故事非常普遍，患者的名字和具体的睡眠时间会有所不同，但他们的睡眠问题类似。现在我们来解读一下茉莉的情况。

当家长进门时，我问的第一个问题通常都是：“孩子的睡眠有什么问题？”或者我会更简单地问：“我能为你做些什么？”茉莉因为睡不着觉而被带到我的诊所。茉莉的母亲当时说：“茉莉不睡觉。”在之后的交谈中反复提了好几次，她甚至还着重指出茉莉在做睡眠监测的那个晚上也没睡觉。“睡不着”是孩子各个年龄段的共同问题。当他们还是婴儿的时候，我们貌似还可以接受，觉得孩子长大一些就会好起来，但随着孩子逐渐长大，这种情况往往会越发严重，让我们心生恐惧。

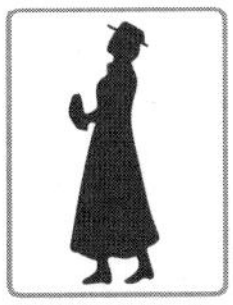

理查森在她的《葡萄园杂谈》中写了大量关于睡眠需求的文章。在她看来，关于孩子不睡觉的想法是绝对荒谬的。她写道：“说小孩子不想睡觉是无稽之谈——我们的自然天性决定了我们特别需要睡眠。”她把孩子对睡眠的渴望与他们对食物的需求相提并论：“孩子来到这个世界上时自带了神经系统，这让他们对睡眠和食物都有正常的需求。”

她的结论很简单，是一个双重否定句：你的孩子不可能不睡觉。①

儿童失眠症

对许多父母来说，“失眠”一词指的是孩子“睡不着”或者“不愿意睡”。孩子真的可能不睡觉吗？不可能！科学已经证实了睡眠一定会发生。那茉莉的睡眠问题到底是怎么回事儿？简单地说，茉莉睡着了，但是睡得不好。这个区别很重要。“睡得好”的定义有点不明确，所以我们需要再深入探讨一下，来进一步完善失眠的定义。

茉莉上床后没有立刻睡着，也就是说，她的睡眠对她父母和自己来说都是不可预测的。年幼的孩子被要求在某个时间睡觉却睡不着，就很容易产生焦虑。这种努力后的失败引发了孩子的挫败感。孩子慢慢长大，这种挫败感会和有形的衡量标准连接起来，如健康状况和学习效率。父母也会深受其扰。父母有自己需要做的事情，如果他们知道茉莉在具体哪个时间会睡觉（无论是晚上的睡眠还是白天的午睡），就能更从容地安排自己的活动、工作、家务等。现在他们不知道茉莉每天什么时候休息，结果就是他们不但无法做日常生活计划，而且做事的效率也在下降。效率高不起来的父母越来越沮丧，最终又会把这种情绪发泄到睡不着觉的孩子身上。

当我问父母需要什么样的帮助时，他们经常回答说：“请帮助我让我的孩子睡着觉。”我们必须清楚，孩子睡不着不是问题，我们想让孩子在我们规定的时间睡觉而他们却睡不着才是问题。换句话说，“现在”是你给女儿规定睡觉时间，但她没能按你的指示顺利入睡。问题不在于她睡不着，而在

① 克里斯医生的第二条睡眠秘密法则：你的孩子再怎么尝试，也没法儿“不睡觉”。

于她“现在”睡不着。这才是我们通常所说的失眠背后的核心问题。

如果你相信我说的，你的孩子能睡着，所有孩子都能睡着，那我们真正讨论的是什么？我们讨论的其实是个时间问题。我们都希望孩子能或多或少睡个好觉，但当他们不睡的时候，我们常在去幼儿园接孩子的时候对其他家长说：“我的孩子睡不着觉。”没有人会觉得吃惊，你说不定还能从其他家长那里得到一些认同。几乎没人会持反对意见，跟你说：“不可能，所有的孩子都能睡着。”这就是我们日常谈论孩子睡眠的方式。

因此，当一位母亲（或成年人）跟你说他的孩子睡得很差或者睡不着觉的时候，他真正想要表达的是孩子的睡眠不可预测，也没有效率。知道了这一点，我们再来看看茉莉的那个“没有定论”的睡眠监测结果：

她的睡眠真的没有规律可循吗？她在晚上 11:10 上床，11:42 睡着。上床后花了半个多小时才睡着这个情况，对睡眠专家来说没什么特别的，但对父母来说却是很大的困扰，因为这半个小时可不平静，“我想喝水”“你能不能检查一下我床下和柜子里有没有藏着坏人？”诸如此类的要求会没完没了。为了避免不必要的唇舌之争，好吧，我们姑且就认为茉莉的睡眠不可预测吧。

她的睡眠效率低吗？一旦她睡着了，她的睡眠时间占了她晚上可用于睡眠的时间的 98.07%。从这个角度来看，她的睡眠效率是非常高的。然而，从整晚来看，她在睡着之前有半个多小时是醒着的。睡前浪费的这些时间，让她的睡眠效率显得又不是很好。[①]

---

① 值得注意的是，睡眠效率的计算方法是将睡着时间的总和除以从睡眠开始到最后醒来的总时间。因此，就算一个人需要 2 个小时才能睡着，但他仍然可以有很高的睡眠效率。

在做睡眠监测的那个晚上，妈妈在睡眠实验室里陪着茉莉睡了一晚上（给孩子做睡眠监测的时候，父母或监护人总是和孩子待在一起），那她为什么告诉我茉莉没有睡着？为什么茉莉会认为自己没有睡着？难道她们在骗我？

当然不是。要想了解这是怎么回事儿，你就得先来看看克里斯医生的第三条睡眠秘密法则：对睡眠的感觉和实际的睡眠情况是两件完全不同的事情。

睡眠感知

你和家人在海边的游乐园玩过卡丁车吗？年纪最小的孩子总会抱怨他的卡丁车比家里其他人的卡丁车跑得慢，所以每次比赛总是他输。撇开速度和竞争的公平性不谈，想一想你开着卡丁车在那个 8 字形的赛道上驰骋的感觉。你觉得你的行驶速度接近 160 千米 / 时，比你在高速上开车快多了。但其实你开卡丁车时速只有 56 千米，而你在高速开车时的时速接近 112 千米。你的感觉为什么会差这么多？

睡眠也有类似的情况。当我们感到有压力、不舒服，或处在不熟悉的环境中时，我们的大脑有时候会把浅睡眠状态错认为醒着没睡着。这种状况有时候会产生长达几个月甚至几年大脑都无法正确辨认出身体任何睡眠状态的极端结果。如果你的孩子抱怨说自己每晚都睡不着，那家长得承受多大的压力啊！

最后一点分析：睡眠监测结果中提到茉莉的妈妈鼾声很大。这在睡眠实验室里很常见，原本是孩子过来做睡眠监测，结果我们更担心陪同的家长的睡眠问题。在这个案例中，茉莉的妈妈最终被诊断出患有睡眠呼吸暂停。本书的后面会讲到，睡眠呼吸暂停会破坏我们的睡眠质量。不难想象，在这位妈妈自己的睡眠已经很糟糕的情况下，她对女儿睡眠问题的看法会受到怎样的影响。

儿童失眠症的诊断

很多文章具体描述了儿童和青少年失眠症的诊断标准。老实说，我认为大部分描述并不准确。比如，失眠症状必须“持续 3 个月或更久”“每周超过 3 个晚上出现失眠症状”，这样的语言描述很不准确。我认为失眠症就像头痛症，如果每周头痛症发作好几次但你能应付，那你就没问题。但是如果一个月发作一次的头痛症就已经让你受不了了，那我们就应该一起找出治疗它的方法。

一句话：如果你或者孩子对自己的睡眠不满意，那就是失眠，就应该寻求帮助。如果你认为你的孩子正在应对失眠问题，那么他就能够应对失眠问题，就这么简单。

儿童失眠症的治疗

当父母因为孩子“睡不着”寻求治疗时，大多数儿科医生都会采取两种方案中的一种：开药或放弃。

如果采取开药的方案，医生一般会简单地给孩子服用一些让他们感到困倦想睡觉的药物。他们多数会选择现在很流行的褪黑素，但也会选择其他的药物，如苯海拉明、氯硝柳胺、甲喹酮、氯硝西泮，等等。其实目标就是让孩子镇静下来，这样你就不会再给儿科医生打电话了，而儿科医生也可以继续他那预约爆满的一天了。这种方案里，没有关于失眠定义的讨论，也没有治疗计划，只是 3 ～ 6 个月之后回来复诊。最重要的是，这当中没有真正的诊断，只是用镇静剂控制住了“睡不着”这个症状①。

很多医生会放弃参与这类病例的治疗，原因要么是他不愿意，要么是他没有时间（治疗睡眠障碍很耗费时间），要么是他根本不知道怎么治疗。如果他不知道怎么治疗失眠或没有时间参与治疗，我非常能够理解。毕竟，2016 年的一项由儿科医生和德克・博克教授展开的调查发现，只有 20% 的儿科医生曾经接受过给孩子开助眠药物的培训，但 66% 的儿科医生都曾在临床上开出过这样的药方②。

然而，无论是医生拒绝接收你的孩子，还是因为助眠药物对你的孩子不起作用了，最终你的孩子大概率会被转诊给一位睡眠专家③。这棒极了，睡眠专家的存在就是为了这个时刻！那么我们该怎么做呢？

首先，我必须确保所有的父母和孩子都能理解睡眠的黄金法则：每个人都是能睡着觉的④。虽然你的睡眠可能有问题，但我们要处理的并不是一个没法入睡的人。从睡眠医生的口中说出的这个重要的事实，通常会给父母一些安慰。当然，医生偶尔也会收到父母愤怒、敌意和完全不相信的回应。我可以理解这一点。父母觉得，自己的孩子无法在晚上让大脑冷静下来简直是

---

① 克里斯医生的第四条睡眠秘密法则：睡着和被镇静剂弄晕是两回事。

② 这让我想起了一个在飞行员内部进行的调查，在驾驶空客 A330 的飞行员中，只有 20% 的飞行员曾经接受过关于该飞机的驾驶培训，后来证实这项调查是假的。可惜，关于儿科医生开助眠药物的调查是真的。

③ 我们仍然用橄榄球队来做比喻，这就相当于在球队进攻时，局势突然逆转：医生用助眠药物去治疗孩子的睡眠问题，但没成功。

④ 或者这句话可以描述成克里斯医生的第五条睡眠秘密法则：睡眠总是会赢。

一种灾难——他开始跟学校请假，减少户外活动，不停地求医，父母有时甚至会担心孩子的未来因此暗淡无光。然而，在走进一家诊所后，却被告知你因为孩子睡不着觉而承受的压力都是没道理的，其实孩子能睡着，在那一刻你会异常恼怒也在情理之中。

下一步怎么办？我们来聊一些具体、实际和有效的方法，以改善孩子“睡不着觉”这种情况。

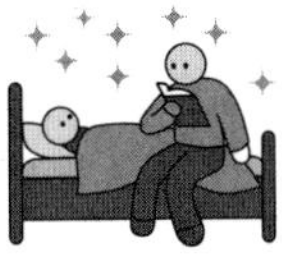

不管你的孩子是否有睡眠问题，当务之急都是向他们灌输一种对睡眠的自信心。你与孩子沟通时，请避免使用下面这些语句：如果你的睡眠状况得不到改善，你很可能会感冒或感染冠状病毒。（焦虑牌）

巴斯特，你最好赶紧上楼去睡觉。如果 10 分钟后我去检查的时候你还醒着，我就让你一周都不能使用手机。（愤怒牌）

全家注意！我们这个 14 岁的孩子明天要参加代数测验，但是他现在怎么都睡不着，只有我们能帮他！使劲想想，家里有哪些东西能帮到他？这里有一些苯海拉明液体，这些药几年前过期了，但闻起来好像还能服用。热牛奶怎么样？你擦在孩子胸口的那种臭东西呢，有用吗？（阿波罗 13 号牌①）

这些策略不仅没用，还会给孩子造成深远的伤害，让他的焦虑感和睡眠形成深度连接。你不妨试着使用一些鼓励性的语言：“你现在睡不着也没关系，

① 当年阿波罗 13 号在太空运行时遇到了很多突发状况，这些突发状况均被团队成员成功应对。此处代指随机应对睡眠问题。——译者注

睡意总会来的，不如先看会儿书？”我知道这不容易，但却是一个非常好的办法。

有一天晚上，我 16 岁的儿子在我看《美国之声》（*The Voice*）的时候冲下楼来，气呼呼地告诉我他睡不着。我当时没有采用上述任何一种方法。我继续盯着电视，平静地说：“你的英语老师不是要求你每两周写一篇自选话题的作文吗？”

“呃，是的，”他迟疑地说。

“现在已经是半夜了，你不如看看漫画熬个通宵？这样你就可以在你的作文里分享在上学期间熬个通宵是什么感觉，我觉得挺酷的！”

如果让我用语言描绘一下我儿子的脸色，我只能说那是一种完全困惑的表情，然后他意识到他爸爸可能是世界上最糟糕的睡眠医生。当发现我没有递给他某种神奇的助眠药物时，他有点儿失望。

“呃，好吧。”

“我爱你。祝你好运。如果你还需要什么，随时下楼来。”

20 分钟后，当我准备睡觉时，他已经酣然入睡。刚才到底发生了什么？通过不打焦虑牌，我消除了把睡不着觉解读为一件可怕的、危险的或不寻常的事情的可能性。我从来没有见过一个孩子从他的房间里出来告诉他的父母自己打喷嚏了。我们都觉得打喷嚏是一件正常的事情，即使它不是。我希望我儿子也能把睡不着这种情况看作正常的。通过不打愤怒牌，我消除了他的表现焦虑。这样做对孩子是有好处的。

最后，通过不打阿波罗 13 号牌，我教给我儿子：你不需要做什么，问题不存在，也就没有必要寻找解决方法。我总是告诉我的患者，如果你从来都没有出现过睡眠问题，那也挺奇怪的，偶尔睡不好才是正常现象。其实就是通过消除恐惧感来解决这个问题。不管我们的想法是什么，都不要把睡不着觉和恐惧感建立联系（哪怕是无意的）。恐惧不但解决不了问题，还会让睡眠医生在未来多一个自认为不擅长睡觉的患者。

不眠夜过去后，我们还得努力寻找积极的方面，让孩子觉得自己睡得很棒。我们需要经常找机会提醒孩子他们睡得多好，让他们忽略那些睡得不好的晚上，帮助他们构建积极的睡眠身份。

我们帮孩子做好心理建设后该怎么办？很简单，弄清楚孩子需要多少睡眠时间。很多睡不好的孩子需要的睡眠时间和得到的睡眠机会是不匹配的。当你让孩子晚上 9:00 上床后，他们将睡一个特定时间量的觉，然后在某一时刻，睡饱了，醒过来。这就和吃饭喝水一样，都有结束的那一刻。睡眠也是如此。失眠是指孩子在他们“应该”睡着的时候睡不着，或“应该”睡多长时间却睡不足那个时间，所以我们为孩子设定睡眠时间就尤为重要，这个睡眠时间可能是需要调整的。还记得第 1 章中的表 1–1 吗？首先，它显示了不同孩子之间睡眠需求的巨大差异。其次，你可以看到随着孩子逐渐发育成熟，他们的睡眠需求在大幅下降。

对照表 1–1，我们来重新看看茉莉的案例。她 4 岁了，那她的睡眠需求大概是什么样的呢？首先，我们可以假设她不需要 14 个小时的睡眠时间[①]，要不然她也不会来我的诊所了。因此，我们可以肯定的是她的睡眠需求偏低。

---

① 能睡 14 个小时的孩子通常被称为“擅长睡觉的宝宝”“爱睡觉的宝宝”“理想宝宝”。

其次，我们来看一下睡眠监测的结果。做监测那晚的睡眠环境与平时不同，有电线、相机、胶水和恼人的闪烁的灯光。考虑到这种非同寻常的睡眠环境，我们可以推断这些情况阻碍了而不是促进了茉莉的睡眠，对吗？而且别忘了，睡眠监测会让孩子很紧张。你可以无数次地告诉孩子，这个过程一点儿也不疼，妈妈或爸爸将整晚陪着你，而且绝对不会打针或输液。尽管如此，在孩子的小脑袋里，他们还是会觉得这只是骗他们进房间的伎俩，一旦进去了，就会被绑在床上，爸爸妈妈就会消失不见，而我会用一只长长的生了锈的注射器，将药物注射到他们的手臂上。尽管茉莉坚信有这样的“邪恶阴谋”，但她还是睡了 7 小时 10 分钟。

另外，睡眠监测结束的那个早上，大多数父母必须很早就叫醒孩子，把测试仪器从孩子身上取下来，这样睡眠技术员才能下班（她大概从前一天下午 5:00 或 6:00，在茉莉来测试之前，就已经在睡眠实验室里等候了）。也就是说，如果睡眠技术员不需要下班的话，茉莉可能会睡更长的时间。

整合一下信息，茉莉的父母说她睡不着觉，但是事实上她睡着了，睡眠时长在 7 个小时以上、14 个小时以下。98.07% 的睡眠效率告诉我，茉莉一旦睡着，就会有很高的动力继续睡。这就像检查两个孩子的餐盘：马库斯的和塔玛拉的。除了吃了一半的鸡肉，马库斯把大部分豌豆和土豆都留在了盘子里。相反，塔玛拉的盘子被舔得干干净净。如果一开始他们盘子里的食物量相同，你能通过饭后的餐盘看出他们的胃口吗？当我看到茉莉的高睡眠效率时，我就猜测她有高睡眠驱动力。对茉莉来说，这意味着她需要的睡眠时间可能会超过 7 个小时。我会根据睡眠时间推荐表（第 1 章中的表 1-1）里 4 岁孩子对应的最低睡眠数值，试着推断她需要的睡眠时间是 8 个小时——睡眠时间推荐表上显示的 4 岁孩子所需睡眠时间的最低值。换句话说，茉莉所需要的睡眠时间不像同年龄段的其他孩子那么多。

我们称这样的人为“短睡者”，这个称呼听起来可能有点学术化。我猜测茉莉是一个短睡者，她不需要同幼儿园的其他 4 岁孩子一样多的睡眠时间。我为什么这样想呢？

1. 茉莉不能睡整夜觉。尽管从晚上 8:00 到第二天早上 6:00 她都有睡觉的机会，但她根本没有利用好这 10 个小时，她的睡眠效率很低。这样来看：

睡眠机会 = 10 个小时

睡眠需求 = 8 个小时（这个数值是我的推断）

看出问题了吧？如果茉莉真的只需要 8 个小时的睡眠，那么她父母给她制订的睡眠时间表从一开始就不适合她。

2. 如果你看了睡眠监测结果，你会发现茉莉花了一段时间才睡着。对一个满怀压力来做睡眠监测的 4 岁孩子来说，这很正常[①]。但她确实在午夜前睡着了，而且睡得不错[②]。这个比较晚的上床时间可能和茉莉实际需要的上床时间比较接近，这其实也是孩子们在睡眠监测中能睡着的原因之一。

3. 茉莉的妈妈是一名护士，从事这个职业的长睡者可不多！长睡者往往早早就被护士学校淘汰了。我还记得我护士学校的朋友们有过怎样艰辛的大学生活。除了学习大量的医学课程，他们还要长时间在医院里实习。我觉得

---

① 这就是为什么睡眠实验室必须有出色的睡眠技术员，他们会在监测前让孩子和父母放轻松。这个过程其实从睡眠医生那里就开始了。睡眠技术员会先让孩子和父母对睡眠监测感到放松和舒适，然后再开始粘电线。如果您没有得到这样的服务，请换一个睡眠医生——这种压力绝对会影响孩子睡眠监测的质量。

② 令无数父母感到困惑的是他们睡不好觉的孩子在睡眠实验室里，在有电线粘在头皮上的情况下却睡得非常好。

法律和军事领域的相关职业也会吸引短睡者。如果茉莉的妈妈确实是一个短睡者，而这种特征又有遗传性——猜猜茉莉是从哪里遗传到这个基因的？

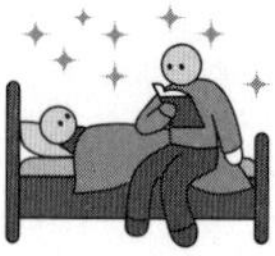

现在，你需要弄清楚你的孩子到底需要多少睡眠时间。不要听信电视上的医生或睡眠教练告诉你的信息，看一下美国国家睡眠基金会的睡眠时间推荐表，根据你孩子的年龄，找到相应的睡眠时间区间。如果你想要将范围缩小到更准确的睡眠数值，你可以从将他们在床上的时间比目前在床上的时间减少 1 ～ 2 个小时开始，逐渐缩小范围，以找到更准确的睡眠时间，但是我不推荐这个方法。

你可以不做任何改变，只需拿起笔记本和铅笔，变身为一名业余的睡眠科学家，在接下来的 2 ～ 4 周内，一丝不苟地记录孩子每一分钟的睡眠。当我说“每分钟”时，我真的是指每分钟。具体如下所示：

星期天
晚上 9:00：上床
晚上 10:40：睡着
凌晨 2:20：醒来试图爬到我们的床上和我们一起睡
凌晨 4:00：回到自己床上
凌晨 5:00：短暂醒来
早上 6:30：起床
上午 8:00—10:00：午睡
去杂货店的路上，在车里睡了 15 分钟
回家的路上睡着了，我陪她待在车里直到她睡醒，她睡了 1 小时
下午没有午睡

一旦你有了几周的记录，你就可以规划孩子每 24 小时的平均睡眠时间了。让我们分解一下这个例子。

表 3-1　星期天孩子的睡眠情况

睡着：晚上 10:40—凌晨 2:20	3 小时 40 分钟
睡着：凌晨 4:00—早上 6:30	2 小时 30 分钟。由于她中间有一些短暂醒过来的时间，我们可以减去一些时间，改为 2 小时 15 分钟
睡着：上午 8:00—上午 10:00	2 小时
在车里睡了 15 分钟	15 分钟
在车里睡了 1 个小时	1 小时
总计	9 小时 10 分钟

这只是一个 24 小时的记录，这个记录上的睡眠时间不一定是孩子的准确睡眠所需时间。记录几周后，你就能确定一个更准确的睡眠平均值了。对示例（表 3-1）中的这个孩子来说，她的平均睡眠时间应该是 9 个小时左右。

如果你看到这里，仍然认为“3 岁的孩子不可能只睡 9 个小时”，或者你计算的平均睡眠时间低于睡眠时间推荐表中对应的推荐范围的最低数值（例如，新生儿睡眠时间不到 11 个小时），请你选择孩子所对应的睡眠时间范围内的最低数值作为他的平均数。换句话说，如果你的计算结果是你刚出生的宝宝平均只睡了 9 个小时，那么就用 11 个小时作为他的平均睡眠时间。

你还可以购买睡眠监测器，给它充电，下载免费的应用程序，然后把它绑在孩子的非惯用手腕上。如果你的孩子是婴儿，那你可以买那种放在孩子旁边的桌子上就能监测孩子睡眠的仪器，然后几周之内都不要去管它。几周后，你再看看数据记录结果，把过去几周每天的总睡眠时间加起来，就得到了如下的 21 个数据点：

9 小时 17 分钟	8 小时 43 分钟	6 小时 38 分钟
8 小时 45 分钟	7 小时 03 分钟	8 小时 30 分钟
9 小时 16 分钟	5 小时 50 分钟	9 小时 01 分钟
9 小时 09 分钟	10 小时 03 分钟	8 小时 27 分钟
9 小时 22 分钟	9 小时 45 分钟	9 小时 40 分钟
10 小时 11 分钟	9 小时 52 分钟	10 小时 16 分钟
9 小时 05 分钟	9 小时 43 分钟	10 小时 42 分钟

你要把这 21 个数值加起来，然后除以 21（计算时注意正确处理小时和分钟之间的换算）。

11 358 分钟 ÷21 天 =540.86 分钟 / 天

540.86 分钟 ÷60 分钟 / 小时 =9.01 小时 / 天

计算结果显示，你的孩子平均每天的睡眠时间是 9 个小时。可喜可贺，现在你有了孩子的初始睡眠时间，可以将它作为目标睡眠时间。

人们在睡眠方面会有选择性记忆，所以父母经常跟我抱怨他们的孩子每晚只睡 5 ～ 6 个小时，但却统计出了一份像我刚刚列出的这样的数据表。孩子是不是真的有时候只睡了 5 ～ 6 个小时呢？几周里的确有那么一两个晚上只睡了 5 ～ 6 个小时。

如果你希望你的孩子能睡 10 ～ 11 个小时，那这种只睡 5 ～ 6 个小时的夜晚确实很难熬。不过这能代表我们计算出来的平均数吗？当然不能。希望通过这些统计分析，我们能更清晰地认识到睡眠感知和睡眠焦虑会让这些睡眠困扰变得多么难以应付。计算平均睡眠时间能给你和孩子确定一个睡眠目标，也是为孩子制订健康的睡眠时间表的一个重要步骤（无论孩子是婴幼儿、青少年，还是大学生）。更重要的是，这会是之后你与孩子的大脑进行谈判时的一个支撑点。你可以把孩子的大脑想象成一个苛刻的代理人，它在睡眠谈判中代表着孩子。

孩子的大脑：我想要半夜再睡觉，想要房间里有台电视机，我可以不受限制地睡懒觉，白天随时打个盹儿，上学的日子也不例外。

你：我只能允许你在周末睡个懒觉，但不能午睡，除非你生病了或者从一场足球比赛中晚归。你要晚上 9:00 睡觉，早上 7:00 起床。房间里永远不会安装电视机，你不用惦记了。

孩子的大脑：晚上 10:00 睡觉怎么样？我可以接受周末能睡懒觉但不能午睡的条件，但是如果朋友来访，我还是希望能在卧室里看电视的。

你：成交，来签合同。

你已经为孩子设定了一个长达 9 个小时的具体睡眠目标——从晚上 10:00 到早上 7:00。现在最难的部分来了，你需要坚定地执行这个方案！

我再次见到茉莉时，她非常兴奋地炫耀她的新腕戴式睡眠追踪器。“它是粉红色的。”她实事求是地说。事实上，它确实是。

“她最近的平均睡眠时间是多少？”我问茉莉的妈妈。

“通常 7.5 ～ 8 个小时[①]。”茉莉自己回答道。

① 7.5 小时，和睡眠监测的结果一样！

“大家最近的睡眠情况如何？”我继续问。

妈妈接过话头：“睡得已经好多了。我们定了晚上10:00的上床时间，茉莉早上6:00起床。她现在的状态很不错，我们也是。”

“我的老师也说我现在比之前好太多了。”

“的确是这样，”她妈妈咧嘴笑了，“茉莉现在入睡不需要花很长时间了，一般在20～30分钟就能睡着。我们努力地不让她在车上打盹或者午睡。周末我们也在坚持遵守这个原则。”

“你现在睡在谁的床上？”我问茉莉。

“我睡在自己的床上，因为我不喜欢妈妈的呼吸机。”

睡眠小贴士

1. 孩子是能够睡着觉的。
2. 孩子对自己的睡眠的看法（以及你对他的睡眠的看法）可能与他的实际睡眠情况有很大差异。
3. 每个父母都希望孩子的睡眠状况是可预测的、高效的。
4. 花时间计算孩子在他的特定年龄具体需要多少睡眠时间，是非常重要的。

第 4 章 The Rested Child

设定良好的睡眠时间表

有时间表的孩子
造就幸福的父母！

经典案例

在诊所见到查利和他妈妈时，我能看得出来查利“绑架”了他的家人。你可以明白那种感觉的，他妈妈的眼睛里有被挟持者特有的眼神：我们看似在随意聊天，但这都是在演戏。房间里的那个孩子是个疯子，我需要你帮我报警求助。

查利才 7 岁，但是已经把家里搅得天翻地覆了。“他不愿意睡觉。他不愿意待在自己的床上。他白天完全不午睡。”妈妈对他的控诉铁证如山。

当妈妈指控他的“罪状”时，查利表现得理智且冷血。他试图伸手去拿妈妈的手机，结果被斥责：“我和医生说话的时候，你不可以玩手机！”

查利立马坐在地上，开始大声哭闹。不到 1 分钟，他就成功地拿到了妈妈的苹果手机并一脸坏笑地玩起来。妈妈说：“你可以玩 10 分钟。”实际上我猜他想玩多久就可以玩多久，他妈妈拿他没辙。

谈话的内容很快就变成了妈妈对宝贝儿子睡觉问题的一长串抱怨。面对我的一些常规性问题，比如，查利什么时候上床，什么时候起床，这位妈妈没办法给出任何确切的答案。虽然她对查利的睡眠问题无比焦虑，但她没有制订任何计划来解决问题。他应该什么时候睡觉？他睡觉前应该做些什么？查利的妈妈没有任何计划。他晚上总是会醒过来，醒来后怎么处理？这位妈妈也没有计划。至于他什么时候起床，白天何时午睡，周末怎么睡，这些全都不受控制。

妈妈发现自己无法回答我问的大多数问题后，只能讪讪地解释："医生，我们能挣扎着过完每一天就很不容易了。"

虽然才读到第 4 章，但是我相信你已经获得了不少睡眠科学知识，并且澄清了许多关于睡眠、午睡、助眠药物的知识误区。你已经在思考自己的孩子到底需要多少睡眠时间了。

在你确定了孩子的睡眠时长之后，现在我们开始围绕这个时长制订一个睡眠时间表。记住，虽然这是针对婴儿睡眠建立睡眠时间表的核心步骤①，但这些原则同样适用于所有年纪的人群。

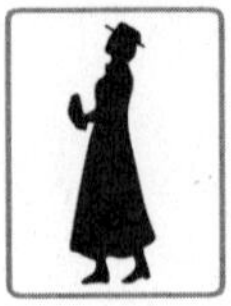

古时候，睡眠时间表是育儿规范②。如果严格按照时间表照顾孩子，但是孩子却没有主动睡着，那么，要么是孩子有问题，要么是妈妈的母乳有问题，要么是妈妈有其他什么问题，从来没人责怪爸爸。那时候大家普遍认为新生儿需要

① 我这么说是因为，比起小婴儿，大一些的孩子经常主动让自己得不到充分的睡眠。还记得澳大利亚的那个晚上将手机拿进婴儿床欲罢不能地偷看《爱情岛》（*Love Island*）真人秀节目的小婴儿吗？我也是这样的。

② 这是为什么我们总说"在过去的日子里，夜晚从来感觉不到任何爱"的原因。

睡 22 ～ 24 个小时，他们长大后，会固定地每晚睡 8 个小时，中午小睡一会儿。

制订睡眠时间表

不管孩子多大年龄，制订适合孩子的睡眠时间表均包括以下几个步骤。

1. 确定起床时间。制作睡眠时间表时，最重要的问题是，你希望孩子的一天从什么时候开始。我在了解孩子的睡眠情况时最先问父母的一个问题就是："孩子几点起床？"或者："孩子爸爸，你自己一般几点起床？"你肯定猜不到有多少父母觉得这个问题很难回答。曾有父母花了 15 分钟来回答这个简单的问题：

> 如果我上早班，我通常早上 5:00 起床，然后 5:30 左右把卡梅伦叫起来，把他送去岳母家。他到了那里之后有时候会再睡个回笼觉；有时候和外婆一起看电视，这样的话他就不会再睡了。如果我上晚班，那么我们大概早上 7:00—8:00 起床。如果哪天我不工作，而且卡梅伦那段时间睡得又不好，那他可能要到上午 11:00—12:00 才起床。

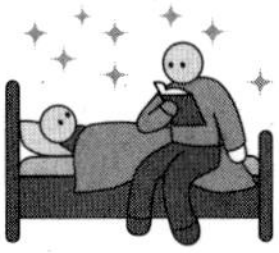

这个问题需要一个明确的答案，所以你要花时间认真思考一下，然后把下面的空格填上：为了让我和孩子的日常生活能够有序进行，我希望他 / 她 / 他们最好在________点起床。

你感觉到了吗？这样一个简单而合理的方法在起作用了。你已经仔细地计算了孩子的平均睡眠时间，并开始从起床时间入手设计睡眠时间表。请记住，这个时间不会因为任何事情或任何人而改变。而且，这个起床时间一定要根据你们家庭的需求而不是孩子的个人喜好来设定。

2. 确定上床时间。确定了起床时间后，我们来讨论上床时间[①]。上床时间到底是什么意思？

上床时间：名词。孩子上床睡觉的具体时间。

同时请参考孩子的反馈："我还不困。""再过 10 分钟。""我能看完这一集吗？这集马上就结束了。"

所以，我们应该这样定义孩子的上床时间：

上床时间：名词。孩子被要求上床睡觉的最早时间。

在我的每个孩子 9 岁的时候，我都会和他一起坐下来，用下面的方式聊一聊（该策略适合所有中小学生）[②]：

> 你现在是一个大人了，爸爸想让你知道：第一，你是我最偏爱的孩子，千万别告诉其他人哦，否则他们会伤心的。第二，我认为你不再需要固定的上床时间了，你想怎么熬夜都行。从现在起，每天晚上 7:00—8:00，爸爸妈妈需要你把手机、电脑、带电子屏幕的其他东西都拿出你的卧室。我们希望你待在自己的房间里，除非闻到了烟火味等突发状况，或者有陌生人闯进你的房间。除此之外，你可以读书、画

① 对一些孩子来说，这个词会让他们心生抵触。

② 我们家的"聊一聊"可能与你们家的"聊一聊"不一样。

画、玩玩具、拼图，玩到多晚都没问题，想要睡觉时关灯睡觉就好。一切由你自己决定。

我还清楚地记得谈话后他们脸上的表情——那种既兴奋，又不敢相信，又充满惊奇和震惊的表情。“我们可以随心所欲地熬夜？”他们觉得这简直就是美梦成真，已经迫不及待地想要分享给他们的朋友了。我差点儿忘了一个小细节，那就是，不管他们晚上何时睡觉，我早上还是会在同一个时间叫醒他们。这不是惩罚，而且我叫醒他们的时候，我的心情是愉快的。这样做是为了给他们的大脑发送一个信号：你需要明智地使用分配给你的睡眠时间，否则就得付出代价。

一旦规则确定了，我和太太就不再干涉他们上床和熄灯的时间了。至于他们什么时候睡觉，我们假装真的不在乎。在与孩子们的谈话中，我们并没有降低睡眠的重要性，只是用非常确定的语气在传达这样的信息：无论如何，他们总是会睡觉的。就像在股票市场大跌时任何一个股票经纪人都会说，“股票市场总体上还是在上涨的……市场运作良好”。

这个方法对孩子肯定有效。在上一章中，你通过睡眠日记或智能手环中获得的数据，已经估算出了他们的睡眠时间需求。这个睡眠时间应该有理有据且能被实施。在下面这个练习中，我们可以用 9 个小时的睡眠时间来进行计算。假设你之前签字同意的是早上 7:00 起床，那么就从这个时间往前推 9 个小时。瞧，晚上 10:00 是推断出的新的上床时间。

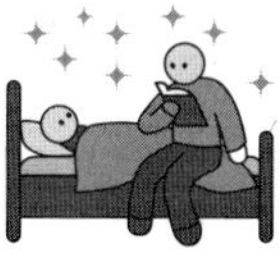

现在请你来做 3 道数学题，以估算出你的孩子应该几点上床。你来决定是否让孩子养成睡前在卧室里面先放松一会儿的习惯，如阅读、冥想或挑选第二天要穿的衣服，等等。

- a. 孩子的起床时间是__________。
- b. 孩子晚上的总睡眠时间是__________小时。
- c. 孩子的上床时间是__________。

请检查你的答案。如果你的孩子在 c 这个时间上床，并睡了 b 个小时，他们会在 a 这个时间醒来吗？如果是，那你的估算结果就是准确的。下面是我们制作睡眠时间表的完整规则。

首先，在设定的上床时间到来之前不要让孩子睡着或者待在床上（如晚上 10:00 前）。即使孩子已经筋疲力尽，哀求着要睡觉，也不要妥协。你的任务是让他们保持清醒。你可以转移他的注意力："想玩个游戏吗？"或者干脆开诚布公地说："你还记得睡眠类书上说你现在还不能睡吗？"①

其次，确保你的孩子提前完成所有的睡前活动（洗澡、换睡衣、刷牙等），不要给他们留下任何可以延迟睡觉时间的借口。

最后，上床时间到了之后（如晚上 10:00），你的孩子可以主动问自己一个简单的问题："我困了吗？"或者你问他："你觉得困了吗？"他如果困了，那就去卧室，关灯睡觉；他如果不困，那也去卧室里，爬上床，读读瑟斯博士（Dr. Seuss）的睡前故事书。

如果孩子睡不着，全家人都需要支持鼓励他。大一点儿的孩子，他可能会开心地用这个时间来补上他的经济学阅读作业；年龄还小的孩子，你可以给一些鼓励性的建议："给妈妈画一张你今天看到的那个特别酷的大火车好不好？"千万不要因为孩子睡不着就沮丧紧张。实事求是的语气是最好的应

① 把我抛出去当坏人吧，我不介意。

对态度，你可以大方承认："我看得出来你不困。"你也可以将这个问题情境化——"这太正常了，我们每个人都会经常睡不着。"然后给出建议："正好你可以利用这个时间给送你生日礼物的朋友写封感谢信。"对那些还不能独自使用铅笔或蜡笔的小孩子来说，父母得在旁边参与互动。我知道你真的只想坐下来看《王冠》(*The Crown*)，但相信我，为了让你的小家伙好好睡觉，你所做的这一切都是值得的。

你应该让孩子意识到，到了上床时间后他们还睡不着是一件正常的事情，这一点非常重要。很多孩子的睡眠出现问题都是因为这一点。尽管很多书籍和有执业资格的睡眠教练都更关注小宝宝的睡眠问题，但是对高中生甚至大学生来说，睡眠也是个大困难[①]。年龄较大的孩子常把睡不好这个情况视为一个亟待解决的问题，而不是偶尔发生的自然现象。如果你想让你的孩子睡个好觉，那就把孩子的睡眠模式想象成一个迷你的道琼斯工业指数，即不要去关注每晚的变化（道琼斯指数今天下跌了 1000 点，好吓人），而是关注长期趋势（我女儿在过去 30 天里有 22 天睡得很好）。愤怒和压力在华尔街不起作用，在你孩子的卧室也没什么作用。事实上，失眠只存在于那些对睡眠这件事儿感到焦虑的人身上。换句话说，失眠不是睡不着，而是对睡不着感到恐惧。孩子们经常会从父母身上学到这种恐惧感。

3. 执行睡眠时间表。确定上床时间和起床时间为制订睡眠时间表开了个好头，但如果不能贯彻执行，那确定这些时间也就没有意义了。早上 7:00，你的儿子按时起床，坐在明亮的厨房里，吃饱了饭，这时，距离他的午睡时间还有 4 个小时。啊，你转身洗碗的时候，他已经坐在餐桌椅子上呼呼大睡了。

---

① 我的意思是，有多少婴儿会担心，如果自己没睡够，那暑期好的金融行业实习机会就会被朋友拿走，自己却一无所获呢？

回想一下前面的内容，你的孩子是可以睡着的。你看，他坐在那里睡着了，这不就是最好的证据吗？现在请赶紧放下洗碗布，把他叫醒！

记住我们的原则：在指定的睡眠时间之外不允许睡觉。昨天晚上你给了他睡觉的机会，他没有好好利用起来，那是他的选择。现在就是他付出代价的时候了，不管多困，你都不允许他通过睡觉来消除这个不舒服的困倦感。

注意，你要保持微笑，用一个拥抱和一把蜂蜜坚果麦片来叫醒他！耶！宝宝，快醒醒，和爸爸一起玩很有趣哦！离他下一次午睡时间还有 4 个小时，你需要努力让孩子保持清醒。最难应付的场景可能是你去商店买食物和尿布时，孩子在汽车后座座椅上睡着了。别让他们睡着！孩子们惯会利用这种情况在车里睡觉。不要让这种情况发生。我女儿在车上想睡觉的时候，我会冷酷地把她的袜子脱掉，挠她的脚，结果她常常大哭。哭吧哭吧，至少噘着的小嘴让我知道她是清醒的。当脱袜子不起作用时，我就会拿一块湿冷的毛巾盖在孩子的腿上。他们都很讨厌这个动作。冷冷的毛巾很令人讨厌，又湿又重的毛巾也不那么容易被他们掀开扔掉，这种挣扎正好帮助他们清醒过来。请记住，我们不是要刻薄地对待孩子，而是想把这些变成有趣的游戏。如果你能想出一些更巧妙的方法来让他们保持清醒（例如，让我们数一数，去超市的路上有多少辆救护车和警车），你会感觉更好。如果你的主意能让他们保持清醒直到下次午睡时间，你就赢了！如果你失败了，让孩子在车上睡了 10 分钟，那之后的午睡可能就没戏了，然后你晚上还得应付一个焦躁的小怪物。

记住，任何年纪的孩子都需要执行睡眠时间表。青少年可能比较狡猾，他们真的在自己的卧室里做作业吗？家长最好确认一下。

4. 调整睡眠时间表。睡眠时间表已经就位，现在我们可以来评估一下该计划的运作情况了。当你需要调整孩子的睡眠时间表时，最优间隔时间是 14 天，这样你既能充分地观察到睡眠时间表的运作情况，又能及早做出改变。这个过程可以适用于所有年龄段的孩子，但是对于年幼的孩子，你需要注意以下几点：

- 你需要将午睡纳入他们的睡眠时间表。
- 睡眠需求往往瞬息万变，所以今天行之有效的方法 6 个月后可能就不再适用了。你得随机应变！

如果你第一次尝试执行睡眠时间表就碰巧成功了，那么恭喜你！你对孩子的睡眠需求所进行的计算收到了回报。孩子上床睡觉了，对于他睡着所花的时间，你和他都很满意[①]。

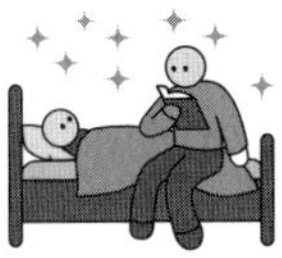

如果 14 天后你的孩子仍然睡不着，我们就需要给你制订的睡眠时间表做出一些调整。这是预料之中的情况，不用担心。请你先诚实地回答下面几个问题（正确的请打钩）：

- ☐ 我的孩子在指定的上床时间之前，睡着了。
- ☐ 我的孩子过了他的起床时间才起来。
- ☐ 我的孩子在预定的睡眠时间表之外睡午觉、睡觉。

如果这些问题的答案是“是”，那么睡眠时间表的运作就不会成功，你必须杜绝睡眠时间表以外的睡眠。但是如果所有的答案都是“否”，那你就

---

① 请注意，我并没有指定一个睡着所需的具体时间。换句话说，我们不是以你的孩子是不是在 15 分钟内睡着来定义成功。我认为这是一个危险的目标。失眠不是一个具体的东西，而是一种感觉。

得另外做一些调整了。

如果你的孩子还在需要午睡的年纪，你有两个选择：① 评估孩子所需的午睡时间，减少 15 ～ 20 分钟的休息时间；② 将孩子晚上的上床时间推迟 15 ～ 20 分钟。

对于已经不再需要午睡的孩子，你可以将他们晚上的上床时间推后 30 分钟。不要觉得这会让孩子睡眠不足，相反，这些调整会慢慢地帮孩子巩固他们的睡眠。把这些调整看作取消他们不需要的睡眠时间，会帮你把注意力放回到睡眠效率上。我们是在努力让睡眠机会（他们待在床上的时间）尽可能地接近他们需要的实际睡眠量（总睡眠时间）。

如果发生了相反的情况——你的孩子入睡很快，但他白天还是很困，很难保持清醒，那么你计算的睡眠需求量可能太低了。这也是偶尔会出现的情况，没关系[①]。如果出现了这种情况，你只需把午睡时间增加 15 ～ 20 分钟，或将晚上的上床时间提前 20 ～ 30 分钟。

请注意我们从不调整起床时间。我们希望这个时间在孩子的大脑中是固定的，这对于帮助调节他们的昼夜节律至关重要。通过锚定这个时间，孩子的大脑每天在他醒来的时候都在发生一些非常强大的内在变化。这些状态的变化（光线的亮暗、饱腹程度，等等）对孩子的睡眠影响巨大。本章后面会讨论如何通过调整这些变化来进一步巩固你孩子的睡眠和睡眠时间表的运作。

---

① 在成年人中，睡眠医生常常故意让患者睡得少一点，以此来唤起患者更高的睡眠驱动力和自信心，这样患者才可能不用吃药就能入睡。

合理安排睡前时间

在为睡眠时间表的“首航”做各种准备时，最重要的莫过于设计一个睡前小仪式。虽然这主要是关于婴幼儿睡眠的一个重要内容，但其基本原则完全适用于所有年龄段的孩子。

应对孩子的睡前时间是个棘手的问题。就算你规划和准备得再好，孩子还是可能会哭闹着要找你，提各种要求（如再喝一杯水，要贴创可贴，要小马驹），拼命地晃动自己的睡床，把你吵醒。不用担心。我们整本书都是各种让孩子入睡的神奇技巧和方法。如果你是行家，你可能会发现几个熟悉的方法。

1. 借用理查德·费伯（Richard Ferber）的理念[①]，让你的孩子使劲地哭出来。许多人认为，这太残酷了，就像如果孩子拒绝吃晚饭，你就会让他饿着一样。由于压力会释放皮质醇，且皮质醇对发育中的大脑会产生负面影响，所以有理论认为这种方法可能会造成大脑损伤。尽管如此，他的书仍然稳坐畅销书榜首。

2. 尝试使用《如何更懂你的宝宝》（*On Becoming Baby Wise*）一书中的方法来制订睡眠时间表，帮助孩子自主入睡。如果孩子能看懂时间并熟练使用手机上的时钟软件，那这种方法的应用效果应该不错。

3. 尝试采用“想睡就睡，想在哪儿睡就在哪儿睡”的方法。该方法宣称不应该对孩子设定期望，因为这会让孩子对权威产生根深蒂固的不信任感，

---

① 这一理念被各地的博主简称为 CIO。其他关于这一理念的有趣的简称是 STTN（睡到自然醒）和 DS（恶魔之卵）。

导致孩子进入青春期之后更叛逆，在身上打各种洞甚至去商店里偷窃。

这些方法在特定的情况下都有自己的优点。基于其核心理念，我们来看看如何在一个普通的晚上实施新的睡眠时间表。做好准备，跟着我重复以下内容：

- 每个孩子都能睡着觉，我的孩子也不例外。
- 这会过去的。
- 这可能需要一段时间。
- 这个问题可能不会在周末前解决。
- 我的孩子确实能睡着。
- 如果情况不妙，我就让我妈妈来带孩子，我自己出城过个周末，她比我坚强多了。

你已经做好准备来实施新的睡眠时间表了。你计算好的上床时间到了，你的孩子看起来很困，这很好。你可以讲完睡前故事后，在孩子醒着的时候把他放到床上；你也可以先用奶水把他哄睡着，然后像印第安纳·琼斯（Indiana Jones）为了偷走黄金神像而用一袋沙子来替代一样，小心翼翼地把他放在床上，这是作弊①。我建议你温柔地拍着他，唱摇篮曲，读故事，选择你喜欢的任一睡前小仪式。最好是每晚都有一个固定不变的睡前仪式。仪式完成后，你要亲吻他，道晚安，然后离开房间。在离开的时候你可以通过说一句“拜拜”或“晚安”来表明你确实要离开了，千万不要偷偷溜出孩子的卧房。

门在你背后合上了，孩子房间里很安静，10 分钟后，还是很安静。天

① 你可能更愿意应付滚落的巨石，而不是对付摇篮里喜怒无常的宝宝。

啊，你做到了！克里斯医生真是个天才！

“呃。”那是什么声音？你听到什么了声音吗？没什么……只是房子在晃动，对吗？

“哗。”那是风声！你安慰自己，其实你已经开始担心害怕了。突然，从孩子安静的卧室里爆发出哭声，或者如果你的孩子稍大一点，他可能会尖叫：“我做噩梦啦。”“我睡不着。”“我可以去你们床上睡吗？”如果孩子已经上了高中，你可能会听到他们开始使用笔记本电脑或手机的声音。

你可以先深吸一口气，然后背诵这句口诀：“每个孩子都能睡着，我的孩子也不例外。”

好吧，你知道孩子现在还没睡着。你该怎么办？假设你已经按顺序阅读了本书的各个章节，并为孩子制订了完美的睡眠时间表，同时你的孩子还太小，不能自己离开婴儿床，那我建议借用保罗·麦卡特尼爵士（Sir Paul McCartney）的一句话——顺其自然。我真的不喜欢“让孩子使劲哭出来”这个说法，我们不如用一个更具披头士风格的术语来取代上述说法——“渡过难关”[①]。当你打算让孩子渡过难关时，这意味着你给了他们空间，支持他们找到自己的睡眠节奏。难道你在他们发出第一声时就应该赶过去帮助他们吗？绝不。你的孩子在一生中会哭很多次，但是想一想，如果你在商店里拒绝给他买小黄人玩偶导致他大哭，难道这就说明你是个正在杀死他的脑细胞的坏家长吗？如果他不愿意坐在汽车座椅上，并尖叫着抗议，你会因为担心给他系上安全带会导致他患上注意缺陷多动障碍和影响亲子关系，就允许他在行驶的汽车上危险地滚来滚去吗？当然不会。

---

① 《我们总能渡过难关》（*We can Work It Out*）是披头士乐队的歌曲。我还喜欢披头士乐队的另一首歌曲《扭曲和呼喊》（*Twist and Shout*），它用在这里似乎也很合适。

孩子哭一下不是什么大事儿，你能区分出孩子轻轻地哭泣和真正受伤或者生气时那种脸色发紫、额头青筋暴起的歇斯底里的尖叫。渡过难关并不意味着你要让你的孩子歇斯底里地叫上几个小时。你应该先让孩子哭一会儿，然后给他一点儿安慰。相信你的直觉，你知道什么时候干预比较好。

在返回房间安慰孩子之前，你需要选择一个等待时间。5 分钟，哪怕 1 分钟，都没有问题。无论你选择等多长时间，在到这个时间之前，你尽量不要回到孩子的房间。时间到了之后，你可以先想象一个愉悦的场景，这对你之后面对卧室里那个尖叫的孩子会很有帮助。我太太和我就站在孩子的门外等着，看他们是否会自己解决这个问题。

如果时间到了孩子还没解决问题，你就进屋安慰一下闹脾气的孩子（如果孩子在这个时间内自己安静下来或者睡着了，那你就完全不需要进屋了）。进入房间之后，尽量不要开灯，如果你需要照明，请尽量用调暗的夜灯，避免光线刺激到孩子，让孩子更清醒。我们之后会详细讨论光线是如何抑制大脑中促进睡眠的神经路径的，现在孩子的房间里越黑越好。注意，不要用食物来安慰孩子，因为此时进食会影响孩子的昼夜节律，你一定不想此后把这段上床时间调整成喂食时间。我们绝对不想“教”孩子的大脑学会在入睡的时间点期待能吃点东西。一旦你的孩子安静下来（注意不是睡着），你要把他放回他的婴儿床，再试着离开一次。不要忘了重置你的计时器。对于年纪大一点的孩子，你进屋说些安抚的话也是完全可以的。

你可能得不停地尝试，习惯了就好。我不知道怎么强调才能让你理解预期建设的重要性：在接下来的几个小时（也可能是几天、几周）里，你可能都会疲于应对这个情况。你与其坐在那里为《心灵捕手》（*Good Will Hunting*）里面的数学问题焦头烂额，不如看一集《比弗利娇妻》（*The Real Housewives of Beverly Hills*）。就算你看到一半被孩子打断了，你会在乎吗？

这种真人秀闹剧被打断说不定是好事儿呢。

从我的经验来看，这是整个睡眠时间表执行失败的关键之处。家长们一整天都和孩子在一起，特别期待、也很值得期待晚上这个休息时间。这种对一个安静轻松的夜晚的期待，反而会让现实状况更令人失望。别着急，安静的夜晚会来的，只是不是现在而已。

再过几天，你可以开始逐渐延长你在孩子房门外等待的时间。即使只增加 30 秒也是有重大意义的。这个过程可能会持续很久。通常在孩子折腾了 1 个小时后，许多父母就会骂一句“去他的”，做出妥协，让孩子在自己床上睡，然后第二天一大早在亚马逊网站留下一条负面书评：“这本书没有用”。如果你第二天还需要上班，这个过程就会更加艰难。

终于，孩子的起床时间到了！如果你一整晚都没能好好睡觉，你白天可能需要通过暂时借助其他人的帮忙来防止孩子在规定好的午睡时间之外睡觉。这非常关键，但也很难。你还记得制订的睡眠时间表吗？如果孩子午睡的时候，你也在抓紧时间补觉，或者处理手头的事情，就特别容易让孩子在午睡时间睡过头。慢慢地，孩子会开始明白你总是在他身边，那他的完整睡眠时间也会越来越长。

干预设定限制性睡眠障碍

对还不能自己离开婴儿床的小宝宝来说，上面的方法是管用的。虽然他们可能会又哭又闹，但是他们只能待在一个地方，没办法直接来你的房间折腾你。那么，对于一个能自己“移动”的有睡眠障碍的孩子，你该怎么办？

孩子通常在理智形成之前，就先有了移动的能力，此时，父母的麻烦也就来了。我的大儿子很早就学会了走路。有一天晚上，我太太和我已经休息了，突然听到儿子卧室里发出“砰”的一声。我们冲进他的卧室才发现，我们一岁大的儿子自己爬出了摇篮，正满屋子乱晃。

想一想这个场景，我们现在有一个有能力从床上逃脱但却没有基本沟通能力的孩子。我们没法儿让他知道，他这个爬床的新技能会破坏爸妈美好的夜晚生活。

那天晚上，我们反复把他放回婴儿床，却发现他爬出婴儿床的速度越来越快。我们很快就意识到自己基本上是在训练他如何折磨我们。深思熟虑后，我们决定把他的婴儿床变成一个“有趣的帐篷”。我们找来一条轻薄的针织毯，把它铺在婴儿床的顶部并把每个角落都牢牢绑住，这个针织毯的造型看起来像屋顶一样。过了一段时间，他发现自己也能从这个“帐篷”中爬出来。好在这时候我太太已经在网上购买了一个可以搭建在婴儿床上的帐篷。其实我觉得这个产品设计的初衷是防止宠物进入孩子的婴儿床，而非阻止孩子爬出来。不过，这东西确实很好用。他特别喜欢拉开拉链爬进去。说实话，他兴奋的表情跟第一次买到房子的买家一模一样。

“晚安！”

“帐篷时代”持续了几个星期，他就开始把手指伸进拉链后面的小孔里，学会了从里面把拉链拉开。我们再次听到了“砰”的一声。我们决定给他买一张床。

那段时间太难熬了，真的。我无法理解为什么父母们互相攀比着看谁家的孩子更早学会走路。我那时多么希望我的孩子在去幼儿园的前几天才学会走路啊。他在不能理智思考、不能听懂道理、不能沟通的时候早早学会走路简直是一场噩梦。孩子爬下床，在家里四处晃，把你吵醒……这一切糟糕透了。如果你是一个只能靠自己的单亲家长，祝你好运！

怎样才能让孩子待在卧室里自己睡觉呢？这是干预设定限制性睡眠障碍[①]的核心。当孩子还小的时候，我们完全可以决定什么时候把他们放进婴儿床，反正他们哪儿都去不了。当孩子大一些之后，婴儿床换成了儿童床，孩子的一些行为就会开始干扰睡眠时间了：再讲一个睡前故事；再上一次厕所；再查看一下衣柜和床底，确保这些地方没有藏着小丑、怪兽或怪物小丑之类的可怕的东西。这些行为，加上父母没有能力或干脆不愿意用新的障碍设施来取代婴儿床栏杆的拦截作用，就造成了设定限制性睡眠障碍。

孩子们特别擅长拖延入睡时间。你一定要坚决地处理这个问题，防止情况失控。拖延不仅会减少孩子的睡眠时间，还会增加上床睡觉这个过渡时间所带来的压力，如果父母的夜晚结束在烦躁和沮丧的情绪中，他们在第二天睡前心情就没办法那么平静了。

当孩子考验你的耐心时，你要反思一下你制订的睡眠时间表。这个上床时间是正好的，还是太早了？有的孩子闹腾可能是因为你规定的时间太早，他们还不困。

在孩子上床前，你要遵循一个有明确“里程标记”的睡前规律。例如，晚饭后，先洗温水澡，然后听父母讲故事，接着在指定的时间上床睡觉。他们洗完澡后，你要提醒他们到讲故事时间了，然后提醒他们到睡觉时间了，

---

① 注意，尽管设定限制性睡眠障碍在两三岁的孩子中更常见，但也不排除年龄大一些的孩子，他们的表现往往是“我再玩一局游戏”“我再和女朋友视频 5 分钟”。

这个过程没什么可惊讶的。即使对年纪较大的孩子、青少年以及成年人而言，上床前的小仪式也能对睡眠产生积极作用。

说到积极作用，你可以把孩子的床和卧室（或者睡觉区域）设计得有趣点。记住，在孩子一岁之前，美国儿科学会不建议在他们的床上放毛绒玩具。如果你的孩子过了这个年龄，那你可以考虑在他床上放一些特别的玩具或很有吸引力的毛绒玩具，要求孩子只能在床上玩这些玩具。我见过有些孩子的床被布置成雪弗莱敞篷车或者城堡的样子。如果你的孩子是漫威迷，那你可以买漫威英雄的床单、枕头和室内装饰品，帮孩子把卧室打造得更有趣吧！

改善睡前拖延和夜醒问题

你要清楚地告诉孩子，晚上他们上床后可以离开床，但不准走出自己的卧室，除非发生了严重的意外事件（火灾、入侵者、蝗虫群等）。

如果孩子半夜离开自己的卧室把你吵醒，你一定要保持冷静，不要让大家有压力。孩子都是机会主义者，擅于利用父母的弱点，所以你表现出“你的行为影响不到我”的态度是很重要的。让他们觉得，你对这事完全无动于衷甚至认为这件事很无聊①。另一种策略是诚实地告诉孩子，半夜被吵醒会让你感觉很难受，心里很难过，觉得很受伤。让孩子知道这种行为会伤害你，这非常重要。在诊所里，我最喜欢问孩子们的问题是：“你为什么要半夜吵醒妈妈，让她感觉那么累？你觉得她能帮你睡着吗？”孩子们的表情和反应真是千金难买。我曾告诉一些父母这个建议，当他们半夜被孩子吵醒

---

① 这就像电影里人质说：“不管他们给你多少钱，我都会翻倍给你。”而反派一脸冷淡，并不为所动。这就是你今晚需要扮演的角色。

时，他们就表现出一副伤心欲绝的样子，通常收效奇好。孩子们似乎并不介意他们的行为让你生气或愤怒，但他们往往不愿意让你伤心。

如果你想要降低孩子上床睡觉这件事带给你的压力，那你就需要确保孩子晚上睡觉时，周围环境里没那么多兴奋点和刺激点。你可以让孩子在出来跟你要水喝时，发现你在做特别无聊的事情。因为有些孩子做这些行为是担心他们在晚上错过了有趣的事情。当他们走出房间发现电视机是关着的，而你只是无聊地盯着吊扇时，他们的担心就会被打消①。如果你需要和孩子互动，那你们的互动就越无趣越好——确保大多数玩具已经被藏起来了，并在手边放一盒“夜间玩具”。你问什么是夜间玩具？其实就是那一堆被孩子打碎的、淘汰的、已经不感兴趣的玩具。

如果你的孩子稍大一些而且特别顽固，坚持要和你一起在晚上探险，那么当他凌晨 3:00 跑到你的房间时，你可以试试这个对话：

> 嗯？现在是什么时间？现在是凌晨 3:00，你还好吗？一切都好就好。你需要什么？哦，你刚睡醒，决定到我的卧室来把我也叫醒？好吧。既然你来了，我需要你帮我个忙，你有兴趣吗？太好了。今天晚上，我需要去楼下车库里把所有角落里的蜘蛛都扫出去，让它们和外面的家人团聚。有人帮我一起就太好了。妈妈还在睡觉，所以就咱俩去，来，这个活动肯定会很有意思。

我之所以选择这个夜间探险活动，是因为我的这个孩子特别不喜欢蜘蛛。当我把头灯递给他时，他说“我们不要突然把蜘蛛吵醒”。请你谨慎选

① 为了更逼真一点，你在假装盯着吊扇看的时候，可以把吊扇关掉。

择探险活动——既无趣，也不会给孩子造成心理阴影[①]。你其实只是想让他们觉得还不如待在床上更有意思。

我儿子跟着我去了车库，手里拿着扫帚和垃圾盒，头上戴着的头灯散发出昏暗的红光。头灯有两个作用，其一，它让夜间探险更有探险的感觉；其二，更重要的是，我不想让他接触太明亮的光线，因为明亮的光线会抑制他的睡眠驱动力。在他睡意蒙眬的抗议声中，我们成功地将几只蜘蛛扫到垃圾盒里，然后扔出了门外。你要注意保持整个过程既不积极也不消极，不一定要有趣。你要让他们知道你很开心能和他在一起，千万不要谈及需要他们待在床上的话题。

当探险结束后，你把孩子带回楼上，给他盖上被子，并告诉他，如果他还想再来一次美妙的夜间探险，只需要在半夜醒过来后，去找你，把你叫醒，就这么简单。我儿子和我只进行过这一次有关蜘蛛的夜间探险。我希望你也只需要进行一次探险就能解决问题。如果这个主意对你的孩子不起作用，那你可以考虑其他活动，如清洁厕所、回收垃圾分类、额外的数学练习。

合理设置起床时间

无论怎样，夜晚都会过去，与孩子定好的起床时间总会到来。这个起床时间意味着从睡眠到清醒，是一个重要的转折，这一短暂的时间里会发生太多事情，所以我们的大脑会高度关注这个时间。包括但不限于：

---

① 如果我必须选择一个，那我会选择分析客房浴室的油漆色卡。如果这个选择适合你的情况，就请你随意借用。

- 眼睛从适应黑暗的状态变成适应光照的状态。
- 身体温度从凉转温。
- 身体从一动不动和偶尔麻痹，到动起来。
- 人从独处到与其他人互动。
- 肠道从节食状态到进食状态。

这些状态的变化代表了我们的神经系统发生了巨大的转变，也在孩子的大脑里形成了决定睡眠周期、觉醒周期和昼夜节律的关键成分。这些时间指示因素被称为“环境钟”（Zeitgebers，德语中的“时间提供者”），它们对孩子非常重要。尽管这些环境钟对每个人的各个年龄段都很重要，但对年纪较小的孩子来说更为重要。你需要重点关注它们，以便为孩子一生能够拥有健康的睡眠打下良好的基础。

1. 光线。孩子每天早上都需要在那个设定的时间起床，从非常黑暗的环境转换到非常明亮的环境。如果你们住在一个黑暗沉闷的地方，这一点就尤其重要了。许多人喜欢给孩子设计一个光线昏暗的卧房，这对孩子睡前休息很有帮助，但是对他们起床就会适得其反。你要把所有的灯都打开，不要只开遍布全屋的小装饰灯，最好把窗帘也拉开。你们住在阿拉斯加的费尔班克斯？这也没问题——买一个治疗灯盒放在靠近宝宝床头的桌子上。宝宝睡醒后，你微笑着走进婴儿房，打开灯和灯盒，抱起宝宝，清理他的尿布，等灯箱慢慢让整个房间明亮起来，然后去做你自己的事情。如果家里有大一点的孩子，不要让他们白天躲在黑暗的地下室里玩《我的世界》（*Minecraft*）游戏，强迫他们花些时间待在光线充足的环境中。孩子醒着的时候，周围环境越明亮，他们晚上睡前对光线暗淡就越敏感，也就能越快入睡。

2. 温度。调整卧室温度对任何年龄段孩子的睡眠都有助益，最棒的是这并不需要孩子做些什么[①]。很多关于温度和睡眠之间关系的讨论都是围绕上床时间这个主题展开的。让孩子在凉爽的环境中入睡（约 18 摄氏度）确实对其入睡和提高睡眠质量都有帮助，但温度之于睡眠的作用不只体现在入睡时间上，还体现在其他方面。本书第 9 章将详细讨论怎样操控孩子所处环境的一整天的温度。在那之前，你可以买一个智能温度控制器，并将其设置为在晚餐前后降低家里或孩子房间的温度，早早开始做睡前准备。

3. 食物。每天早上在固定的时间吃早饭可以构建积极的睡眠习惯。就像温度一样，你需要努力让每天的吃饭时间都保持一致。让孩子在睡前吃得过饱并不是好事儿，因为这可能会让孩子难以入睡，或者容易半夜醒来。

4. 锻炼身体。一大早就开始锻炼。孩子还小的时候，你可以把他们放进婴儿车里，然后推着婴儿车上街慢跑。孩子长大一些后，你要积极地鼓励他们以某种形式的运动开始这一天。在跑步机上慢跑或遛狗都可以达到这个效果。你想让孩子在余生中远离睡眠问题吗？那你给他们报名，让他们加入早上的游泳队。即使他们晚些时候有篮球训练，这种早上爆发性的运动以及随之而来的体温升高也会对他们当晚的睡眠产生极大的助益。

5. 社交活动。之前在提到那些起得太早或在夜里醒来的孩子时，我建议父母跟他们的互动越无聊越好，原因就在于社交活动是一个重要的唤醒因素。不要让十几岁的孩子大清早就从卧室直接溜进地下室去，你要跟他说“早上好”，并迫使他坐下来和你一起吃早餐。如果你能逼他跟你一起去遛狗，那就再好不过了。明亮的光线、暖和的温度、锻炼身体和社交活动，绝对没有比这更好的方式来开启新的一天了。

---

① 随着孩子慢慢长大，向他们介绍睡眠相关的科学——晚上人体体温降低，白天体温回升，这可以提高他们的夜间睡眠质量，等等。

一天早上，查利和妈妈在家附近的一条街上遛狗。他妈妈在与我的视频中说了很多父母都会跟我说的话：“你上次说的那些关于查利睡眠问题的话很有意义，他当时的睡眠情况特别糟糕。仅是‘查利是能够睡着的’这句话就给了我很大的力量。我丈夫和我彻底改变了对查利睡眠的态度和说话方式之后，事情竟然好转得如此之快，我太吃惊了。”

虽然她的反馈很积极，但在治疗的这两个星期里，他们所做的可不只是简单地在公园里散步遛狗。查利一开始并不愿意配合，但最终他做到了。孩子们都是如此。

当查利回诊所复查时，他明显表现出对自己和自己睡眠好转的骄傲。同样明显的是，妈妈这位“新警察”上任了。当查利把手伸进妈妈的包里拿手机时，她只是严厉地看着他，查利就自觉地把手机放了回去。

睡眠小贴士

1. 孩子的睡眠时间表是决定他们睡眠质量的一个重要因素。请记住，孩子的睡眠需求是不断变化的，所以睡眠时间表也需要随之更新。
2. 你要理解上床时间的准确定义，起床时间不要变化。
3. 当孩子挑战你规定的上床时间的底线时，你要有耐心并用恰当的语气去应对。
4. 如果孩子半夜醒了并不请自来进了你的房间，你需要制订一个应对计划。

第 5 章 The Rested Child

让“睡饱觉”为孩子的学习赋能

“早上 7:00 有英语课，
周末再好好补觉吧！”

经典案例

13 岁的佐伊有一头非常漂亮的紫发，就连齐格·星尘[1]的胭脂红也会为之逊色。她似乎很开心能来我的诊所，而且她是那种可以自己完成整个问诊过程的孩子，只要有人送她过来就可以。这次妈妈和她一起来，是因为妈妈担心她经常犯困这个问题。

佐伊的妈妈安杰尔生下佐伊后就和佐伊的爸爸离婚了。佐伊和妈妈一起生活，偶尔会去探望爸爸。佐伊的日程表上有许多项目会灵活变动，这主要跟妈妈的工作安排以及哪位成年人负责照顾佐伊有关。目前，照顾佐伊的主要有如下几个角色：

安杰尔
安杰尔的现任丈夫
佐伊的爸爸

---

① 齐格·星尘（Ziggy Stardust）是大卫·鲍伊音乐专辑里的红发外星人。

佐伊的外婆

佐伊的学校

协调这五者可不容易。佐伊经常需要在上学的日子早早起床，被安杰尔送到外婆家。由于安杰尔需要从外婆家再赶去她的工作地点，所以佐伊每周有 2 ～ 3 天需要起得特别早。

不幸的是，佐伊的睡眠时间在晚上也被挤压掉了一部分，因为安杰尔热爱轮滑，所以佐伊会跟着安杰尔一起去练习。佐伊充当业余摄影师，并自豪地给我看了一些 20 ～ 50 多岁的女性在由会议中心改建的轮滑赛场上互相撞击的照片。因为很多轮滑爱好者白天都要上班，所以她们一起练习的时间通常都在晚上。

“如果你晚上去轮滑训练场，第二天早上还要去外婆家，那你怎么办？”

佐伊看向她的母亲，就像一个被告在回答困难问题时看向她的律师一样。

“那些需要起特别早的早晨确实很煎熬。佐伊早上 7:45 有堂爵士乐课程，不过她还能应付过来，而且她周末可以补觉。”

孩子在成长的过程中会遇到各种障碍阻止他们获得充足的睡眠。纵容的父母、学校的时间表、家庭作业、课外活动，以及晚上在卧室使用笔记本电脑或手机，这些都是妨碍孩子获得充足睡眠的威胁。虽然本书的大部分内容关注的是影响孩子睡眠的内在条件，但本章探讨的是影响健康睡眠的外部障碍。

佐伊的情况并非个例，而是普遍现象。一份出自 2019 年美国儿科学会全国会议的摘要显示，在 6 ～ 17 岁孩子中，52% 的孩子的睡眠时间不足 8 小时。这篇文献的作者是波士顿的儿科医学博士曹海思（Winnie Tso），他分析了 49 050 名被试的调查数据，指出睡眠不足严重影响孩子的健康成长。高中生的睡眠时间应该在 8 小时以上，但是，2018 年美国疾病控制和预防中心（CDC）发布的一份报告显示，2/3 的高中生上学期间的睡眠时间不足 8 小时。

这一章很重要，因此我将其放在讨论“失眠”这一主题（第 3 章）之后。我希望能把失眠和睡眠不足之间的关系讲清楚，因为许多人认为，它们意思相同。其实不然。如果第 3 章所讨论的关于“失眠”的内容针对的是那些觉得自己“睡不着”的孩子，那么本章所讨论的就是那些“不愿意睡觉”的孩子，或者是那些在很多情况下没有得到足够睡觉机会的孩子。

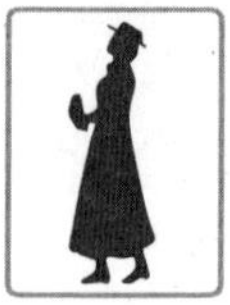

从古至今，不允许孩子睡个饱觉都是不被提倡的。理查森对像安杰尔这样让孩子熬夜的父母毫不客气：“我们顺从身体的自然需求都会睡着的。父母错误地干预这种自然需求，让孩子无法睡觉。如果一个孩子在 2 ～ 4 岁的时候，每晚都和爸爸玩到很晚，那他早上很容易爬不起来，心情会很焦躁，并感到头重脚轻。”

在那个时代，确保孩子有充足的、持续的、不受干扰的睡眠时间是妈妈的责任。如果送奶工来送奶了，爸爸取奶时最好轻手轻脚，要不然“烦躁”的妈妈会拿扫帚柄侍候他。

什么是睡眠不足

一百多年过去了，我们还在继续谈论睡眠需求和获得充分休息的重要性。睡眠科学最棒的一点就是一直被媒体关注。

在杂货店结账的时候，你可以注意一下收银台旁边的杂志架，它的上面总会有一本杂志的封面提及睡眠这一话题。事实上，我很开心人们对改善睡眠产生了兴趣和热情。突然间，人们不再将睡眠视为一种固定的生理特征，而开始将其视为自己生活中一个可以改变的变量。这真是太好了！

睡眠科学不断出现在媒体上，这有好处也有坏处。所有媒体的头条新闻都充斥着大量关于睡眠的信息，其中关于失眠、睡眠不足和睡眠剥夺的信息和资讯，特别容易被扭曲。

在第 3 章中我们详细讨论了与失眠相关的概念，也特别提到了睡眠效率、睡眠可预测性和睡眠感知方面的问题。值得注意的是，我们在第 3 章中完全没谈到这两个话题：一是睡眠剥夺；二是失眠造成的可怕健康后果。我记得在医学院学习的初期，导师曾对我说：“失眠是世界上最糟糕的、几乎没有任何医学后果的症状。”

我们比较一下失眠和睡眠剥夺这两个概念。想象一下，你读高二的女儿正在准备期中考试，直到深夜还在试图完成某篇作文。在她提交了作文并终于考完试后会去干什么呢？她回到家，连续睡了 14 个小时。这就是睡眠剥夺。

睡眠剥夺的危害很大，非常大。不管出于什么原因，刻意地剥夺自己的睡眠都是一种危险的行为。睡眠剥夺会影响孩子的记忆力、情绪、免疫系统功能、身体的正常生长和发育、心脏健康、学业成绩、注意力，甚至会增加患癌的概率。换句话说，睡眠剥夺正在慢慢蚕食孩子的生命（如导致体重增加，患高血压等），同时也在试图快速结束孩子的生命（如导致车祸、中风等）。

媒体对睡眠的描述以及这些描述对公众（包括孩子和医学界人士）理解睡眠产生的影响，就是问题所在。基本上，关于睡眠话题的新闻标题主要有两个：① 为那些“睡不着”的人（包括成年人和孩子）提供方法和建议；② 不睡觉对健康的影响及表现（后果超可怕的！）。

现在好好思考一下这两个主要的头条新闻标题，你能猜到大多数人会如何理解它们，并在它们之间建立联系吗？

“如果我的孩子没办法睡着”，“……坏事就会发生”。

读到现在，根据你目前了解的睡眠知识，我估计你能看出这句话的问题所在，那就是“没办法”这个词的使用。如果你读完这本书后只记得一件事情，那这件事应该是“睡眠是必然会发生的”。媒体没有说清楚这两个头条新闻的受众群体，针对孩子不愿意睡觉（睡眠剥夺）之类文章的父母受众，与针对孩子难以入睡（失眠）之类文章的父母受众是完全不同的。这两个主要头条新闻之间的真实关系应该是这样的：如果一个孩子选择不让自己获得足够的睡眠，或者没有足够的机会睡觉，那坏事就会发生。

但是，因为媒体没有向父母们清晰地传达这个要点，这就导致很多父母得出错误的论断，并采用无效甚至有害的行动来解决孩子的睡眠问题。最常见的情况如下所示：

- 就像其他孩子一样，我的孩子也需要睡个饱觉才会健康。
- 我经常看到很多报道说，睡眠不足的孩子更容易出现健康问题、身体机能方面的问题，以及其他严重的后果。天啊！
- 对，我知道！睡眠太重要了。
- 我儿子真的很难入睡，有时他要挣扎几个小时才能睡着。

- 那真是太糟糕了，也许他可以试试这样做……
- 我每天晚上都警告他，如果他不快点睡着，不多睡一会，他以后就会得阿尔茨海默病，也考不上好大学。
- 哦，等一下，我不确定你的这个说法是否正确……
- 不不不，这绝对是真的。电视上那个医生是这么说的。他还提到了一些助眠的维生素，我觉得我可以买一些给孩子试试看……

如果你仔细读了前几章的内容，你就很容易发现这些家长错在哪里。我希望你在读本章内容的时候，对自己的孩子已经有了清晰的了解。请记住，孩子可以同时出现失眠和睡眠剥夺的症状。这两者并不矛盾。

睡眠剥夺的症状

对大多数孩子来说，睡眠剥夺最常见的迹象是过度嗜睡（Excessive Daytime Sleepiness, EDS）。过度嗜睡就和字面的意思一样——孩子在白天或者本应该清醒的时候，表现出强烈的睡眠驱动力。这可以理解为，大脑因为晚上睡眠不足，所以在白天寻求更多的睡眠。

我们通常很容易注意到过度嗜睡现象。如果一位妈妈在孩子的学校观看《西城故事》[①] 演出时睡着了，那这位妈妈的困倦感太容易被观察到了，可惜要发现孩子睡眠不足的问题就没有这么容易了。孩子在困倦时似乎会表现出“螺旋式上升”的状态，他们对困倦的反应和成年人很不一样。大学生在上大课时，会表现出这样的典型症状：眼皮发沉，脑袋一点一点的，有时还很夸张。但是孩子在犯困时会看起来很亢奋或者极度兴奋，例如，他们把内裤

① 《西城故事》（*West Side Story*）是百老汇音乐剧。这位妈妈辩解说她的孩子是 3 号飞机，尽管孩子卖力演出了，但孩子的表演很难让她醒着看完。

套在头上当帽子，赤身裸体地在屋子里乱跑，歇斯底里地大笑，和老爷爷在沙发上睡懒觉的样子完全不同。对孩子来说，困倦感太不舒服了，他们想要对抗这种感觉，因此会表现出喜怒无常、不讲道理、注意力不集中、无法控制情绪的状态。这就是为什么极度困倦的症状常常被大家忽视，因为几乎没有家长会把这些症状描述为“困”。

那么，如何评估孩子的睡眠不足和过度嗜睡情况？这在婴幼儿身上很难评估，因为婴幼儿每天都睡好多觉。不过可能也没多少人会去质疑一个熟睡的婴儿是否存在这两种情况。

随着孩子发育成熟和睡眠需求的自然减少，我们开始更容易发现睡眠不足的迹象。跟其他孩子比较，与其他家长、孩子的老师沟通，都可以帮你观察自己的孩子是否在计划的睡眠时间外睡得太多。你的孩子是否在应该清醒的时候有意无意地找机会睡觉？他是否在不应该睡觉的地方睡着了（如和你一起去菜市场买菜时的购物车里、观看棒球比赛时的长椅上）？如果你有这方面的担心，那你可以借助一些有效的评估工具来确定孩子的嗜睡程度。

一种常用的评估工具是借鉴儿童和青少年嗜睡量表（ESS-CHAD）。虽然这个量表的有效性只在 12 ～ 18 岁的孩子中进行了验证，但对这个年龄段之外的孩子来说，它仍有借鉴的价值，并能提供给我们一些解决问题的启示。

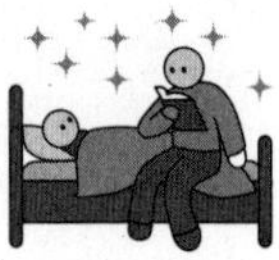

嗜睡量表的工作原理如表 5-1 所示。如果你的孩子已经可以回答一些简单的问题，那你就给他设定这样一个情景：请他想一想，在下面这 8 种不同的场景中，自己睡着的可能性有多大，并在相应的分数上打钩。

表 5-1　嗜睡量表

情景	永远不会睡着	睡着的可能性很小	睡着的可能性中等	睡着的可能性很高
坐着看书时	0	1	2	3
看电视或者视频时	0	1	2	3
早上坐在学校的教室里时	0	1	2	3
乘轿车或者公交车超过半个小时后	0	1	2	3
下午休息或者午睡时	0	1	2	3
坐着和某人聊天时	0	1	2	3
午饭后自己安静地坐着时	0	1	2	3
坐着吃饭时	0	1	2	3

等孩子答完后，你把他们勾选的所有分数相加，分数的总和就是孩子的嗜睡分数了。总分超过 10 分就说明你的孩子白天有过度嗜睡的症状。你孩子的情况如何？

在整本书中，嗜睡量表都是一个强大的实用测评工具，它可以筛查出人为造成的高睡眠驱动力。没有内因和外因之分，只有困倦是否存在之分。该量表的优势在于它的客观性。比如，如果父母睡得太好了，那他们可能完全没注意到自己的孩子其实在熬夜。这个量表研究的是后果，而不是行为或障碍。

导致孩子过度嗜睡的潜在原因有很多，我个人喜欢把它们分为内在原因和外在原因。通常，孩子患有过度嗜睡症的确诊只是因为父母观察到他的孩子在睡眠充足的情况下，还会在白天嗜睡。本书的后半部分内容主要探究过度嗜睡的内在原因，我会一章一章地具体讨论这些原因。本章主要关注过度嗜睡的外在原因。

表 5-2　导致孩子过度嗜睡的原因

内在原因 （睡眠质量很差）	外在原因 （睡眠时长不够）
睡眠呼吸暂停	睡前拖延
胃酸返流症	学校上课时间过早
不宁腿综合征	学业过重或者课外活动太多
夜间癫痫发作	卧室内有噪声、电子产品，睡眠习惯不好

让我们从基本的睡眠时间问题开始探寻孩子过度嗜睡的原因。当孩子表现出白天过度嗜睡的迹象时，你要问自己的第一个问题是：我的孩子晚上得到了足够的休息了吗？晚上睡眠量不足肯定会让你的孩子白天嗜睡。你的孩子晚上有没有熬夜看书或看电视？宾夕法尼亚大学研究人员布里塔尼·拉德（Brittany Rudd）于 2019 年研究了离异家庭对孩子睡眠的影响，他发现离异家庭中的孩子特别容易熬夜：孩子在其中一个家长的家里必须按时睡觉，但在另一个家长的家里可能被允许熬夜，因为父母有时候会试图通过放任孩子熬夜的行为来获得孩子的喜爱。研究表明，电视和便携式电子产品是导致孩子睡眠不足的首要因素，我不觉得这是个令人震惊的结论。如果你觉得女儿睡眠不足的首要因素是她需要不断提前预习统计学的内容，那你的女儿可能是一个特例。

你的孩子是否有过度嗜睡的迹象？你的孩子是否在床上待的时间太短？我相信你一定知道采取什么干预措施：提早上床睡觉，增加睡眠时间。如果你能轻松解决孩子睡眠不足的问题，那太棒了，你可以跳过本章了。

我认为没有必要把这个话题说得没有讨论的价值。告诉父母解决孩子睡眠不足的问题只需要让孩子多睡一会儿，就像告诉别人解决肥胖问题太简单了一样——只要减肥就可以了。说起来容易做起来难。

在我看来，清除孩子获得充足睡眠的障碍就像打电子游戏通关。第一关只是试图让你的新生宝宝按照一个合理的时间表睡觉，就像“大金刚”游戏的第一关，一开始可能有点难，一旦你弄清了圆桶的滚动方式，通关就很容易了。

之后的关卡可就不那么容易了。当你的孩子慢慢长大，睡前拖延、拒绝上床等行为越来越常见。我们在第 4 章中讨论的设定限制策略会帮孩子在床上待更久，以获得充足的睡眠时间。当然，如果父母能够坚定地执行有规律的睡眠时间表，这些问题出现的概率就自然会降低。

再下一个关卡就跟学校有关了。我觉得学校是阻止孩子获得充足睡眠的最明显的威胁。突然间，家长失去了安排孩子睡眠时间的控制权。新冠肺炎疫情给我们的最大启示可能就是，当没有规律的去学校上学的时间表时，很多孩子的睡眠时间都大幅提升了[①]。儿科神经学专家、霍普金斯大学儿童睡眠研究所主任博比·霍普金斯医生（Bobbi Hopkins）总结说：“因为孩子有了更多的时间，所以他们睡得更久，睡得更接近我们临床建议的睡眠时长。”

---

① 对我的孩子来说，这种增长太明显了。学校推迟早上上学时间，取消清晨的游泳和划船练习，让这种变化更加明显。虽然这只是我的两个儿子的情况，但他们（分别 15 岁和 18 岁）确实在这段时间开始快速长高。当然，整天都能去冰箱里拿吃的可能是他们长高的原因之一，但我更愿意相信是因为深度睡眠的增加使得身体分泌了更多的生长激素。

学校与睡眠剥夺

跟学校相关的话题，我想说的太多了：学校的上学时间、学校和睡眠剥夺、工作日睡眠时间表与周末睡眠时间表的对比。

1. 学校的上学时间。我们一直对学校的上学时间争论不休。你可能听过甚至参与过关于自己孩子学校的上学时间的争论。这个争论的论点很简单：早上上学的时间太早影响了孩子在学年中能获得的睡眠时间。这样的睡眠剥夺对他们的健康和学习成绩都会产生不利影响。

这听起来简单易懂，也合乎逻辑。而与此相反的论点是这样的：如果学校推迟上学时间，孩子就会相应地推迟上床睡觉的时间，最终导致这个推迟的举动没什么意义。此外，这样也会干扰家长的工作安排、校车接送的安排、课后体育活动的安排，等等。这些困难都让推迟上学时间这个计划难以实施。

这个争论由来已久，并在过去的几年里慢慢积累了一些相关数据。如果我们只是看上学时间对孩子睡眠时间的影响，那事实其实很清楚：当我们推迟上学时间后，孩子会睡得更多，而不是利用这个机会来熬夜。我相信之后会有更多在新冠肺炎疫情期间收集的数据来进一步支持这个论点。

当我们推迟上学时间后，孩子在学校的表现和健康状况都会有所改善。研究表明，孩子各项学习成绩都有所提高，缺勤现象也有所减少。

2012 年汉密尔顿项目[①]估计，如果将上学时间推迟 1 个小时，那中学生

① 布鲁金斯学会的一个经济政策倡议。

的一生将会多赚 116 000 元。汉密尔顿项目的最终结论是，从经济学的角度看，推迟上学时间的理由要多于保持现状的理由，二者之比为 9 ： 1。

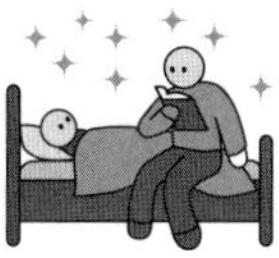

2. 学校和睡眠剥夺。改变学校上学时间的困难在于它取决于更多的标准，而不仅仅是学生的健康和成绩。我们暂时不管这些，先来看看和你的孩子上学时间相关的以下几个问题：

- □ 孩子白天出现了过度嗜睡的症状。
- □ 孩子总是睡眠不充足。
- □ 孩子就读学校的到校时间早于 8:30。
- □ 孩子早上去上学需要乘车半个多小时。
- □ 孩子在周末经常要多睡 2 个小时。
- □ 孩子有情绪问题和行为异常问题。

如果你勾选了两个或更多选项，你就有理由认为孩子的学校是一个阻止孩子获得充足睡眠的潜在威胁。上述问题很重要，因为太早的上学时间不仅会影响孩子在早晨课堂上的学习状态，还会严重影响他们一整天的学习效果。

从你儿子坐车去幼儿园的第一天起，一直到他上大学，父母必须仔细监测孩子的睡眠需求[①]。学校的课业越来越多，对学生的要求也越来越高。随着孩子逐渐长大，评估学校日程安排与评估孩子如何驾驭它一样重要。

识别困倦不太容易。我们已经讨论过如何在小孩子身上发现症状，那么

① 其实不止这一时间段，但之后你很少能参与和干预他的生活了。

对于高年级学生呢？一个高中生可以在参加完游泳比赛后回到家写完英语作业，半夜开始复习政治课内容以应对考试，他看起来似乎并不疲惫。“只要我能睡够 4 个小时，就没有问题了”，这是孩子熟悉的战斗口号。他在游泳比赛中打破了两项个人纪录，英语科目的考试分数极高，虽然政治科目的考试成绩还没出来，但这一切的结果看起来都太好了。

我们基本上都认为，一个孩子能够通过熬夜来取得好的学业成绩是件好事，而且不仅仅是高中生会这样做。在医院实习期间，我们将这种熬夜行为称为“马力”。当一个神经内科住院医生在医院通宵值夜班累得爬不起来的时候，谁会在乎他有多聪明？就像我们在这本书中谈到的许多其他事情一样，马力其实也是遗传的。为了让大家理解马力、睡眠需求和身体机能水平之间的关系，我们来看一下这 3 个平均每晚只睡 4.5 个小时的高中生。

表 5-3 睡眠时间均为 4.5 小时的 3 个高中生的相关数据统计

	平均睡眠时间（小时）	生物学上的睡眠需求（小时）	马力遗传基因	短睡基因	身体机能水平
考特妮	4.5	7	无	无	很差
金	4.5	7	有	无	很棒
卡罗伊	4.5	4.5	无	有	很棒

考特妮需要 7 个小时的睡眠时间，但是她每晚只睡了 4.5 个小时。她没有在睡眠不足的情况下仍然维持良好的身体机能的马力基因，所以她的身体机能受损，而且她在学校也很难保持清醒。

尽管金也需要睡 7 个小时而每晚只睡了 4.5 个小时，但她天生拥有马力基因，所以，即使她睡眠不足，但她的身体机能水平还是很高。马力基因可能是一个与嗜睡症有关的基因（HLA DQB1*0602）的遗传变体。有这种基因变体的人可能在睡眠剥夺发生后也没有太多的困倦感。这种睡眠剥夺的状态对金来说是不健康的，但她并没有表现出明显的困倦感。也就是说，尽管这种状态会影响金的身心健康，但是金能应付过来。

最后，同样只睡 4.5 个小时的卡罗伊是一个天生的短睡者。要达到同样的身体机能水平，她需要的睡眠时间天生就比别人少。我们再来回顾一下第 1 章提到过的美国国家睡眠基金会推荐的睡眠时间需求表（表 1–1），你会发现任何年龄段对应的睡眠需求时长的正常范围都不包含 4.5 小时这个数值[①]。尽管如此，由于卡罗伊天生就不需要那么多的睡眠时间，所以她的身体机能不受影响。

这些调节睡眠需求的基因变体是最近才被发现的，由此，人们才发现有这样一群罕见的、天赋异禀的人。

向你解释这一切是想强调，你的孩子身上的基因序列在这世上是独一无二的。我们必须不断评估他们所需的睡眠时间和身体机能水平。如果他们获得了必要的睡眠时间并且身体机能良好，那么除了持续监测，我们几乎不需要做什么。如果你的孩子没有获得必要的睡眠时间且身体机能受损，那我们就得调整他们的睡眠时间了。以上面的 3 个高中生为例，当孩子的状态不错但睡得很少时，我们可能必须强迫她们睡得更多，看看她们是能睡着（就像金）还是睡不着（就像卡罗伊）。

① 老年组的情况也是如此。最年长的年龄组（65 岁及以上）对应的睡眠需求时长的最低正常范围为 5 ～ 6 个小时。

睡眠不足的治疗

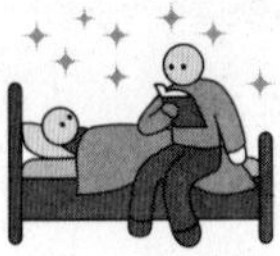

孩子的睡眠不足，有很多种原因，相应地，处理问题的方式也会多种多样。到目前为止，希望你的孩子已经有了一个确定的睡眠时间表，并且已经养成了固定的睡眠习惯。

我之前说过，学校是最有可能阻止孩子获得充足睡眠的原因。一个简单的睡眠时间表解决不了这个问题。想要处理学校对孩子睡眠的影响，我们需要从不同层面来进行评估。

首先，学校的日程安排（包括校车安排）是否有助于孩子获得最佳的休息状态？你需要看一下，孩子必须在早上什么时间醒过来，才能赶上校车去学校；学校的到校时间是几点。如果孩子的上学时间过早，或者单程乘车时间很长，或者两种情况皆有，那你就有必要联系学校了。同时你要了解一下你所在的学区是不是有相关团体在努力解决这一问题。

上学时间实际上只是一个开端。如果学生学业过重，晚上根本没办法按时睡觉，那再健康的开学时间又有什么用呢？对我来说，这就是学校问题开始变得麻烦的地方。我的大女儿（马力基因拥有者）经常争辩说，为了考上大学，以及继续攻读研究生，同学们都需要学习如何应对睡眠剥夺。为了避免让我俩的谈话演变成关于社会文化对睡眠问题重视程度的哲学大辩论，我承认她的观点有一定的道理。但我个人认为，许多孩子其实是为了在学业或运动专业上取得优异的成绩而被迫牺牲睡眠时间。

因此，你可以将视线从学校移开，评估一下孩子的课外生活，看看他可以做些什么来改善这种状况。

问题 1：你的孩子是否在超负荷运转？注意，我现在不是睡眠专家克里斯医生，而是一个为自己学龄期的孩子发声的家长——克里斯·温特。你在餐厅点菜的时候，有没有过这样的经历：你点了一份主菜之后，服务员问你还要点哪两种配菜，你这才吃惊地发现菜单的底部有各种各样的配菜供顾客选择，如炸薯条、蒸蔬菜、墨西哥辣椒奶油玉米加培根，等等。我个人认为，每个孩子都应该在上学（主菜）的同时，有权利选择以下“配菜”中的任意两种：

- ☐ 参加一项体育运动
- ☐ 学习一种乐器
- ☐ 加入一个兴趣爱好俱乐部，如绘画、机器人大赛
- ☐ 跳舞
- ☐ 唱歌

我不想把“玩电子游戏”列入其中，但是……孩子被课后作业和其他学校作业压得喘不过气来。我觉得每个孩子都有权利参加至少两项课外活动。你问我，你的孩子是否可以参加 3 ～ 4 项活动？当然可以，不过，你要记住，这些应该是孩子享有的特权而不是权利。换句话说，如果你的孩子在学校表现良好，睡得充足，能应付得了这么多项课外活动，那你就让他去放手干吧。但是，如果你的孩子应付不过来，那我就不同意你的想法了。我会建议你取消其中的 1 ～ 2 项活动。

如果你的孩子正在学棒球而且在绘画方面表现得也不错，这很好。那到底是什么在阻止他同时参加这两项活动呢？很可能是课后作业。在我的孩子成长的过程中，我家里经常会出现这样的对话：

星期一

“儿子，今天作业多吗？”

“不多……没有作业，也没有考试。”

星期二

“儿子，今天作业多吗？”

“不多……没有作业，也没有考试。”

星期三

“儿子，今天作业多吗？”

“不多……没有作业，也没有考试。”

星期四

“啊啊啊！我明天有三门考试，还有好多作业！”

“好吧，你应该坚持不懈地学习，以保证进度。”

“我在坚持，但是我今天才收到这些作业，而且没人提前通知考试的事。”

我知道你们在想什么。“克里斯，你的孩子在拖延，他需要增加学习强度以达到学习预期。”相信我，我也是这么想的。不知道多少次，我们在家里争论“为什么别人都知道”这件事。随着时间的推移，其他的孩子也开始说同样的事情，很明显他们说的是实话。看看学生之间的短信和电子邮件，他们中有许多孩子都非常聪明，但每个人都对突然的考试安排和突然增加的作业量一无所知。

我小时候完全不是这样的。如果安科姆先生要举行微积分考试，约翰斯通先生知道后，他就会把他的美国历史考试推迟一两天。同样，哈特斯坦夫也会额外给我们一天的时间，让我们完成关于《美国悲剧》的论文。那时的老师都很酷。

这意味着，你必须为你的孩子发声。虽然我不主张你与孩子的学校变成敌对关系，但我也不主张你让孩子全盘接受学校的安排。大多数学校会当着你的面告诉你：“如果你觉得你的孩子在家庭作业上付出了必要的努力和时间，你可以让他们去睡觉，只要通知我们一声就行。”我不确定应该用什么专业用语来描述这种说法，根据我的经验，这种说法完全不现实。这就像电视剧《我爱露西》（*I Love Lucy*）中露西和埃塞尔在巧克力工厂工作的那一集的场景。想象一下，她的老板说：“你想什么时候休息就什么时候休息，只要确保所有巧克力都能包装好。”如果巧克力传送带从不停止，甚至都不会放慢速度，那老板这个说法就行不通。这就是问题所在，校长说的话影响不了老师控制着的“传送带”①。

因此，这迫使许多家庭（包括我的）给孩子请“病假”，这样孩子才能补上因为参加游泳比赛或舞蹈表演而错过的学习任务。不是每个人都会为孩子这样做，所以我相信很多孩子会为了学业花费更多的时间和精力。

问题 2：如果你的孩子在学业和课外活动的安排上井然有序，但他仍然没有足够的睡眠时间，那该怎么办呢？如果妈妈在周中（周一到周五）为了让大家都能准时到达目标地点，不得不早早送女儿上学，那该怎么办？我们之前已经聊了很多如何从孩子一出生就为他建立稳定的睡眠时间表的话题。下面，我将提出一些不太一样的建议。

---

① 必须说明，我爱老师。我的父母都是高中老师，我也娶了一位老师，我不是在责怪老师。我所说的是一个机制问题。

睡眠债务

睡眠医学界有一个概念叫“睡眠债务”，你可以把睡眠债务看作跟睡眠需求有关的持续性的信用卡账单。理想的情况下，一个孩子早上醒来后，开始积累一整天的睡眠债务，然后在晚上全额还清，第二天早上又会全部清零，重新开始。对待睡眠债务应该和对待信用卡账单一样，正确做法都是立即全额支付。①

可惜有时候你做不到。想象一下，汽车需要更换变速箱，但是你最近没有余钱去支付这笔费用。没关系，这就是信用卡存在的意义。聪明的消费者会立即制订还款计划来尽快支付信用卡账单，以避免支付不必要的利息和其他费用。有时，一个孩子无法获得所需的睡眠时间，是因为他要去很远的地方参加一场足球比赛，并进入了加时赛和最后的点球大战。同时，他还有两个考试以及周四前必须要提交的一篇论文。在这种情况下，你该怎么计划？

你可以建立一个“睡眠信贷”的额度。最新的研究发现，短期的睡眠债务可以被还清，而且几乎对健康没有影响。这就像你申请到一个新的信用卡时通常会得到一些信贷优惠：购买新洗衣机和烘干机，不需要首付，前 6 个月没有利息。哇！你不仅可以得到一台既能把衣服洗干净又能安静洗衣服的洗衣机，而且可以分期付款，不需要偿还利息。太棒了！

这项研究表明，短期睡眠债务的偿还情况也是类似的。如果孩子不能获得充足的睡眠时间，他能在短时间内把觉补回来，那孩子的健康不会受到影

① 如果随着孩子睡眠债务的积累，一个相应的“睡眠信用等级”可以用来显示他的睡眠债务偿还情况，那它就会对调整孩子的睡眠非常有帮助了。

响。由此衍生出的问题是，短时间是多长时间？24 个小时？一个星期？6 个月？还是更长的时间？

在我给出我认为的答案之前，我要先发布两则免责声明：① 关于睡眠不足和在多长时间内为了达到某个目的（如为了健康）补全睡眠债务的问题，在睡眠专家之间产生了激烈的争论，有些专家认为睡眠债务是不可能完全还清的。② 证据到处都是，你会知道我对这个问题的看法是正确的还是错误的。我认为在一周内偿还睡眠债务是比较稳妥的。换句话说，任何损失掉的睡眠（被借走的睡眠）都可以在一周内补上，而不会对孩子的整体健康产生实际的影响。支持这一结论的证据包含一项来自瑞典的评估了 43 880 名被试的队列研究。

我们可以换个角度思考，你不要把孩子的睡眠需求看成每晚 9 个小时，而是每周 63 个小时。你要和孩子一起努力实现这个睡眠目标。如果孩子能保持每晚都睡 9 个小时是最好的，不行的话，每周的睡眠总量接近 63 个小时也是勉强可以的。

像任何规范的协议一样，我们也有备注。首先，这个协议不是说孩子可以在周中连续通宵，然后把整个周末用来睡觉以达到他们每周的睡眠目标——63 个小时。自愿剥夺睡眠有非常真实的直接危害。其次，大多数睡眠专家都赞同越早补足睡眠债务越好。如果周一晚上缺失的睡眠可以通过周二晚上早点上床睡觉来弥补，那就不要等到周末再来弥补。最后，在孩子偿还睡眠债务的过程中，你一定要记住，努力保持睡眠一致性是非常重要的。在周中连续 3 个晚上都选择一个早点的时间上床睡觉，比在周六下午睡 4 个小时要好得多，因为这种补觉会影响孩子接触自然光照、他们的吃饭时间和锻炼，进而影响他们周六晚上的睡眠。

虽然我不提倡这种睡眠规律，但它至少可以成为孩子睡眠出现问题时的一个应急方案。当情况不在孩子或你的控制范围内时，教授这种技巧可以帮助孩子建立心理复原力，增强他们的掌控感。

拿着我出具的一封信，佐伊和她妈妈最终和学校达成了协议，如果佐伊困了，她可以利用自习课的时间在老师办公室休息或补觉。多年来，我帮很多孩子与他们的中学、大学甚至雇主达成了类似的协议。更重要的是，佐伊和她妈妈也达成了共识，每周2～3个晚上她会早上床30分钟，这样她每周会多1.5个小时的睡觉时间。把手机从她的卧室拿出来后，佐伊再也没出现过入睡困难的问题。做出这些改变后，她说自己不仅感觉精力更旺盛了，而且心情也更好了，学习成绩也提高了。不过，她仍然在帮她妈妈拍摄轮滑比赛的照片。

睡眠小贴士

1. 观察孩子的睡眠时间和由此产生的行为，你要扪心自问："我的孩子睡够了吗？"
2. 你可以尝试在晚上给孩子增加额外的睡眠时间。你的孩子是在这段时间内沉睡，还是似乎没有办法利用这段多余的时间来睡觉？
3. 学校和课外活动对你孩子的睡眠时间有什么影响？有哪些办法可以帮孩子获得更多的睡眠时间？
4. 在不可避免的睡眠冲突中，你是否有计划来帮孩子偿还睡眠债务？

第 6 章

降低电子产品对孩子睡眠的影响

“写完作业之前，
不准看电视！”

经典案例

蒂法尼今年 17 岁，她和爸爸一起来问诊。爸爸对蒂法尼的生活方式深感忧虑，特别是她对电子产品和电子游戏的痴迷程度，以及它们对蒂法尼睡眠的影响。

这个问题由来已久。12 岁的时候，蒂法尼从哥哥那里知道了电子游戏《我的世界》(*Minecraft*)。她哥哥对这款电子游戏和其他电子游戏的兴趣在慢慢减弱，而蒂法尼对它们的兴趣却在逐渐增长。爸爸站在我的办公室里，双手叉腰，他说的第一句话就是对我的问候，并在对我的问候中夹带着对他女儿的冷嘲热讽：“克里斯医生，谢谢您为蒂法尼看病。我不确定您是否能解决她的问题，除非您告诉她，还房贷、赚取生活费是多么困难的事情。现在谁还会雇用积木工人，您说对吗，医生？”他得意地笑了笑。

由于对电子游戏了解得不多，我天真地问：“《我的世界》不是一款小孩子的游戏吗？它不就像玩乐高积木一样吗？”

蒂法尼因为我的一无所知大笑起来：“玩家平均年龄是 24 岁。它比玩乐高积木复杂多了。它就像是我的一个小世界，有一个没有尽头的沙盘，我可以在这个沙盘中做任何我想做的事。”

“你能在那个《我的世界》里做功课吗？”爸爸打趣道。

“为什么你总是叫它‘那个《我的世界》’？它就叫《我的世界》，没有‘那个’。”蒂法尼“哼”了一声，被有关游戏的谈话激怒了，当然，她做出这个反应也可能是因为她得在这里看医生，而不是在家玩游戏。

我礼貌地微笑，直视蒂法尼，问道：“我能为你做什么？”及时去判断一个孩子的意愿真的很重要。他们来我的诊所是因为他们想来，还是因为别人强迫他们来？这一次，她没看我一眼，也没有回应，但这已经是一个非常明确的回答了。

“这孩子睡不着觉，所以她整晚都在那台电脑上浪费时间。我建议把这些电子产品全部扔进湖里，问题就解决了。”我喜欢这种类型的父亲。他的姿态告诉我，他显然宁愿待在自己的办公室里，也不愿意在这里陪孩子看医生。我猜是他的妻子坚持要他来。通常在这种情况下，爸爸都试图用一两句话来解释和处理这个问题，而解决问题的方法一般都是把东西扔出窗外或扔进水中。

“这不是在浪费时间。人们花钱看我玩游戏。”我们的访问才开始几分钟，我就已经了解到，这是一个“电子控”的孩子，她的屋子里装满了科技设备，并且患有严重的睡眠障碍。她晚上不睡觉，而是在直播玩电子游戏，这样其他孩子（我希望不是成年人）就可以通过转账给她，彻夜看她玩游戏，同时也扰乱了自己的睡眠。这是一个艰难的选择：“电子游戏 + 金钱”PK“家庭作业 + 睡眠”。

蒂法尼嘀咕道：“爸，我赚的钱比你赚的还多，没有电脑在我床上我就睡不着。”

“蒂法尼，你一般每晚睡几个小时？”我问。

她第一次看向我，说：“我睡得不多。不过，游戏能帮助我入睡。它们让我觉得放松。”

“你能睡几个小时？”

“周中的时候，每晚 3 ～ 4 个小时吧，周末睡得多一些。”

“我认为你睡眠不足。”

“这个时间对我来说足够了。”

1972 年，美国前军医署署长杰西·斯坦菲尔德（Jesse Steinfeld）带领团队做了一个评估电视对青少年危害的专题研究——看电视是否会导致青少年出现更多的暴力行为。该研究认为，对大多数青少年来说，电视不会让他们成为有暴力倾向或危险的人，但是有一部分青少年可能更容易受到不良影响。

但是在那之后，这种争论一直以某种方式持续发酵。现在的孩子可不是只看电视那么简单了，他们手头有各种电子媒介产品。事实上，你孩子手机上的电子设备和运算能力比当年水星计划中约翰·格伦（John Gleen）环绕地球时驾驶的太空舱还要先进[①]。如果你问我，孩子们获得高质量睡眠的最大障碍是什么？我会说是娱乐科技。

从个人角度来说，我有 3 个孩子。我觉得他们都聪明、能干、善良。大体来说，养育他们不难，而且养育他们的经历让我在“先天与后天的争论”（争论的主题为先天遗传与后天环境谁起决定作用）中更倾向于后者。也就是说，如果你问我，在教育他们时面临的最大挑战是什么？答案很简单：他

① 在电子游戏《航天火箭飞机模拟》（*Space Shuttle Simulator*）中，那些异常复杂的模拟器使用的计算能力可能比格雷真实驾驶的简单飞船更复杂，也更难掌握，想想就很有意思。

们的手机和电脑。

关于这个问题，市面上已经有很多基于实证的书籍，所以在这里我就不赘述这些电子设备会给孩子造成哪些不好的影响了。我会说一下我擅长的内容——睡眠和大脑的相关知识。希望当你在生活中遇到相关问题时，这些知识会对你有帮助。

孩子们来我的诊所时，常常聚精会神地玩着手机、低着头，跟我没有眼神交流，在他们的虚拟世界里游荡、奋力闯关。而他们的父母总是带着歉意对我微笑，并极力表示，尽管他们的孩子没有礼貌，但他们实际上是好孩子，而他们自己也是好父母。

不难想象，在影响孩子获得健康睡眠的众多因素中，电子产品所起的作用“功不可没”。虽然患者的故事经常把问题根源指向手机和电脑，但优秀的睡眠专家绝对不会根据患者的初访内容和关于《我的世界》之类的故事而排除潜在的睡眠障碍。我曾被很多“蒂法尼”蒙蔽，最后发现他们有严重的睡眠呼吸暂停问题或胃食管反流问题。

你之前已经阅读了关于睡眠和学习成绩之间关系的内容，应该知道这些孩子所陷入的日常循环：他们上学晚，回家后又熬夜，持续这种不健康的循环。这个问题本身就已经很糟糕了，再加上手机、电脑、电视和其他电子产品的作用，这些都会给孩子的睡眠带来更多的风险。

光线如何干扰睡眠

当我们说起现代电子产品与睡眠的关系时，很多人首先关注的就是光线带来的问题。光线确实会干扰睡眠。事实上，如果你去问睡眠专家的意见，大多数睡眠专家可能都会告诉你，光是影响我们睡眠和昼夜节律的重大因素之一。

理想情况下，孩子每天都应该在光线充足的环境中上学，尽可能多地接触阳光（如教室配有大窗户，在室外吃午饭，在户外做运动，等等）。随着太阳落山，夜晚降临，光线减弱，孩子居住和睡觉的环境中应该有类似的光线变化，你要在他们睡前 30 分钟到 1 个小时内，限制他们看电视和使用电子产品。

但这些都是理想状况，我们再看看现实世界。如果一个孩子早上按时到了学校，他们早上在家接触到的光线强度和在学校里接触到的光线强度有差异，这往往不足以让孩子达到最佳的清醒状态。很多在线上上课的孩子，醒来后，登录到线上课堂，把麦克风静音，关闭他们的视频摄像头，然后继续倒头大睡[①]。周末，孩子们常常会睡个超级大懒觉[②]。他们即使早上醒了，也会待在昏暗的房间中，不出门，不运动，不接受光照。

突然间，孩子生活中的主要光源不是我们称之为“太阳”的自然光源，而是手机屏幕。这些屏幕正在积极地损害我们孩子的有效睡眠和休息的能力。为什么呢？因为它们正在欺骗孩子的大脑，使其总是认为太阳正在升起，天亮了，这实在是一个惊人的过程。

我们首先要明白，人的大脑确实对光线的总量（晴天、阴天）和光线的

---

① 从以前我们一听到“讲座”这两个字就犯困，然后把脑袋埋在桌子上打瞌睡，到现在，世界改变了太多。

② 工作日和周末睡眠时间表的巨大差异，导致了“社交性时差”的产生。

变化（慢慢变暗、慢慢变亮）很敏感。如果我们都过着露营的生活（完全生活在户外，始终处于缓慢变化的光线环境中，没有其他光线污染），我觉得许多人会看到他们的睡眠问题有惊人的改善。光线变化规律一致的环境，有助于大脑识别现在是什么时间了[①]。你已经了解了昼夜节律，知道光线是如何成为孩子昼夜节律的支柱的，但你可能还不知道这背后的机制。

当我们暴露在强度和质量都足够的光线下时，光线会被我们眼睛里的特殊细胞检测到（特别是我们视网膜上的特殊细胞）。这些细胞会让我们的大脑了解目前的光线状况，然后把信息传递到我们昼夜节律的控制中心——视交叉上核。视交叉上核再发送信号给我们的松果体（又名松果腺）[②]，松果体分泌出褪黑素。

我们在第 2 章讨论过褪黑素。褪黑素是一种调节睡眠觉醒周期的激素，与我们的昼夜节律有关。它相当于我们大脑中的汽车正时皮带。它对促进睡眠的作用不大，主要是调节一个人的睡眠时间与外界光周期的关系。当我们用光来抑制褪黑素的分泌时，我们就不会产生想要睡觉的感觉。当我们用黑暗来促进褪黑素的分泌时，我们会产生想要睡觉的感觉。

这很适用于史前洞穴居民或参加历史频道的生存节目《荒野独居》（*Alone*）中的嘉宾们。但是，如果你不是一个以零星的野生浆果和烟熏兔肉为生的人，怎么办？我们的周围到处都有照明，晚上，孩子面前的电子产品发出大量光线，让孩子的大脑误以为睡觉时间是午餐时间。

当我们研究光线的有害性时，我们要考虑电子产品产生的光量，以及发

---

① 还记得之前提到的生物钟因子吗？

② 在古希腊时代，它也被叫作脑上体。

出的光的波长（质量）。你可能对这些不陌生，你购买电灯泡时，可能注意过包装上标注的亮度的流明。在过去，我们看一下购买的白炽灯的瓦数，就知道 100 瓦的灯泡真的很亮，而 60 瓦的灯泡就没那么亮了。现在，我们用流明来衡量一个灯泡的光输出潜力[①]。如老式白炽灯泡：

40 瓦的灯泡 = 450 流明

60 瓦的灯泡 = 800 流明

75 瓦的灯泡 = 1 100 流明

100 瓦的灯泡 = 1 600 流明

150 瓦的灯泡 = 2 600 流明

还有一个你应该知道的测量光照度的方法。除了灯泡的输出外，在一个特定的区域或环境中还有实际可用的光照度（被摄主体表面积上受到的光通量）。具体来说：

1 勒克斯 = 1 流明 / 平方米

想象一下，你在一个完全黑暗的博物馆里，试图看清墙上挂着的凡·高的画作《星空》。那幅画大约 1 平方米的大小。幸好你朋友带了一个手电筒[②]。你站在画的旁边，你的朋友从房间的另一边将手电筒的光照在墙上。这幅画会被勉强照亮。你可以看清大体的图案，但细节被昏暗的灯光掩盖住了。现在再想象一下，你的朋友开始向你走近，同时仍然用灯光照着你正在

① 我在商店结账的时候，总是会注意看柜台中手电筒上标注的流明数。我的生活中绝对不需要一个 10 万流明的手电筒，但也许我需要。如果不买，我怎么会知道我需不需要呢？可悲的是，我妻子总不让我买。

② 他伴侣允许他买自己想买的手电筒，好羡慕！

研究的画，画上的光线会发生什么变化？光线开始变得更加明亮，更加集中。由于手电筒离得更近，画上的颜色变得越来越鲜活，细节也更加清晰。虽然手电筒的流明值从未改变，但随着光源的靠近，画作上的光照度或勒克斯，变得更高。

我们可以相当容易地测量光照度。如果你曾经观察过专业摄影师的工作，他经常会用一个手持的勒克斯仪来测量他所拍摄地点的光照度。你可以花 600 元买一个勒克斯仪来测量光照度，甚至一些手机应用程序也可以通过使用手机的摄像头来完成这项测量工作。

你可能在想，我们此处要讨论的是孩子的睡眠和夜间使用电脑的问题，为什么要谈论摄影设备呢？那是因为我们需要理解，在白天和晚上的不同时间到底有多少光线穿过我们的瞳孔，以及它如何影响我们的清醒状态和获取高质量睡眠的能力。关于睡眠的杂志一直在谈论这方面的问题，但是所谈论的内容从来都没有具体到你该如何了解你家光线对孩子睡眠的影响情况，以及你应该采取怎样的措施来解决问题。好，那我们开始吧。

有许多研究都在探索多少强度的光线会影响睡眠。一般来说，研究会利用不同强度的光源来帮助个体保持清醒，就像值夜班的员工。在半夜，该员工可能故意将自己暴露在强光下，试图抑制褪黑素的分泌以保持清醒。研究表明，2 000 勒克斯或更高强光的 LED 光源对促进大脑清醒非常有效。

相反，也有一些研究试图确定破坏睡眠所需的最小光量。一项研究显示，低至 5 ～ 10 勒克斯的光照度就足以扰乱年轻男性和女性的睡眠[①]。无论手机屏幕多大，只要它晚上出现在孩子的房间，孩子每晚的睡眠时间就会平

① 这基本上等同于夜间模式下的手机屏幕的光亮度。

均减少 18 ～ 20 分钟。这相当于每年减少 15 个晚上的睡眠。在这项研究中，暴露在与手机屏幕亮度相同的光线下的参与者，睡眠时间明显减少，并且在夜间更容易醒来。尽管这些研究的对象不涉及孩子，但我们没有理由认为孩子在夜间能够免受电子产品光线的影响。

到目前为止，我们只谈到了光的强度或亮度。勒克斯、流明和炫酷的手电筒都有用，但是当考虑到光对睡眠的影响时，我们必须要考虑光的另一个方面：光的质量，或者更具体点，可见光背后的波长是多少。

如果你还记得学校的自然科学课，你可能会记得可见光的属性。如果你对学习没有那么上心，也没关系，也许平克·弗洛伊德①（Pink Floyd）能帮到你。如果真是这样，你可以看一下他们的专辑封面，棱镜将白光折射成彩色光谱。棱镜实际上分离出了构成那束白光的所有不同波长的光。

现今，灯泡发出的光的波长比以往任何时候都更加重要。这些光的“成分”可以被操控以产生不同的颜色变化，这种照明特性通常被称为“色温”。当你挑选灯泡的时候，你可能注意到一系列用于描述光的词语，如“暖色”“冷色”“自然”“柔光”“日光”等。它们是什么意思？它们与睡眠有什么关系？这确实是一个吸引人的主题，不过我们不会深入研究它们，只是简单看一下色温的基本知识。

当托马斯·爱迪生发现如何将灯丝加热到足以产生可见光时，他发明了灯泡。我们知道几乎所有东西都会发热，你可以用红外相机看到它（红外线能量是小于红光能量的能量，因此要使用红外相机看）。如果我们能像漫威超级英雄那样控制我们的体温，把自己加热到越来越高的温度，我们就会开

---

① 英国摇滚乐队。

始发红光。为什么是红光？因为它是可见光光谱中能量最低的颜色，我们的热量将从不可见的红外能量变成可见的红光能量。

作为超级英雄，我们升高体温的能力并不限于此。必要时，我们可以进一步升高我们的温度，将我们的身体加热到令人难以置信的温度，随着热量的增加，我们身体的红光将开始变成橙光……然后是白光。但我们还没有完成变化，随着更多热量的增加，现在我们开始发出熟悉的蓝光。我们之所以发蓝光，是因为不断增加的热量现在产生了非常多的能量，以至于我们正在进入可见光光谱的更高能量水平。

再说回托马斯·爱迪生，他发明了电灯泡。现在的问题是：灯丝应该被加热到多高温度才能以最少的能量产生最多的光？在较低的温度下（2 000 开尔文），灯光的光线更柔和、更温暖，发出更多的黄色光。在较高的温度下（4 000 开尔文），光线看起来更白或更自然。在更高的温度下（5 000+ 开尔文），光线看起来更像大热天里的日光，甚至呈现出蓝色的色调。

这些光可以被测量。构成任何给定光源的不同数量的颜色都可以通过光谱功率分布来测量和绘制图表。我们可以把它看成任何给定的光源发出了多少蓝光、黄光或绿光。

在一个常见的白炽灯中，虽然它产生了完整的彩色光谱，但白炽灯的加热能量使它发出的红光（一种更柔和的光）远远多于蓝光。当与自然日光的光谱分析对比时，我们清晰地看到白炽灯产生的蓝光比早上和下午自然日光中的蓝光要少很多。

再看看荧光灯泡和节能灯泡，我们会看到一个非常不同的颜色发射模式。光的相对线性分布消失了，这些节能灯泡产生了光谱中的一些颜色，而几乎没有光谱中的其他颜色。例如，节能灯泡有大量的橙色和青绿色，但其他颜色很少。尽管它的颜色混合得很奇怪，但将它用在孩子的学校或卧室里时，所有人看到的都是白色的灯光。

虽然摄影师、室内设计师和照明专家对照明温度、颜色和强度的考虑非常多，但一般孩子的父母可能不会考虑这些①。以前，人们做决策很简单，在需要大量光线的地方用 100 瓦的灯泡，当试图创造一个更轻松和舒缓的氛围时使用 60 瓦的灯泡。你没有颜色可选择（除了商家过去出售的那些奇怪的黄色灯泡），也没有节能款可选择。如果你想节约能源，你就会像我父亲一样，在房子里到处关灯，抱怨浪费钱。

现在，我们买灯泡的选择非常多，但也非常重要，因为我们选择让孩子接触的光线会极大地影响他们的睡眠。睡眠 / 觉醒模式主要与光线中的蓝光有关，因为正是这种特殊波长的光影响了孩子大脑中褪黑素的产生。当你的孩子置身于蓝光源（或是在光谱分析中蓝光比例较高的看似白光的光源）中时，蓝光会强烈刺激这些视网膜感光细胞。这些感光细胞会测量信号强度并触发下丘脑中的视交叉上核，然后视交叉上核会触发松果体，松果体释放出褪黑素。蓝光越多，这种影响就越大。

健康的睡眠环境是这样的：孩子早上醒来后，沐浴在足够的蓝光中，然后享受这一天，随着孩子睡觉时间的到来，蓝光越来越少。这种蓝光的减少可以以随着睡觉时间的到来蓝光逐渐减少的形式出现，或者，以全光谱（所

---

① 将《星球大战：新希望》（*Star Wars: A New Hope*）中的塔图因场景与《帝国反击战》（*The Empire Strikes Back*）中的霍斯场景进行对比，我们可以看到暖色灯光营造出的热感与冷色灯光营造出的冷感形成了强烈的对比。对更熟悉《权力的游戏》（*Game of Thrones*）的年轻观众来说，你可以用云海代替塔图因，用黑城堡代替霍斯。

有可见光）整体减少的形式出现，即太阳升起后，光照慢慢减少。

对于居住在山洞里的人或完全不依靠电网来生活的家庭，这不是问题。当你在外面吃晚饭时，太阳开始慢慢地落山。当夜色环绕时，你可能会在逐渐熄灭的篝火旁读几页书，然后去睡觉。大多数睡眠研究人员认为，这是我们身体本能的睡眠规律。

对现代家庭来说，这种环境很难创造，这不全是科技发展的问题。现代照明技术让光线无处不在，这使我们的大脑通常无法“看到”夕阳。我们的社会每天 24 个小时不间断运作，没有那么多信号让我们知道一天即将结束。不过，你是可以改变这种情况的。

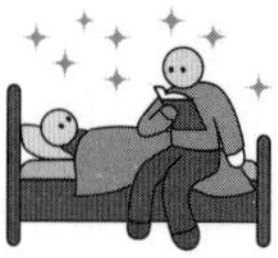

哇，你已经读完了一大段信息技术含量很高的内容，我希望你读起来觉得有趣不枯燥。无论如何，这部分内容已经讲完了，现在你可以使用你所收集的信息来改变孩子的生活了。

我会建议你购买一些东西。第一个是数字测光表，普通的就行，网上大约 130 元一个。我们之前讨论过这种设备，摄影师用它来确定空间中某一特定地点的光照度（以勒克斯为单位）。有了这个设备，你将能够准确地知道某一地点的光照度（如你女儿晚上做作业的桌子，或者她晚上睡觉的床）。我不喜欢让大家花钱买各种东西，但我觉得你会喜欢这个小仪器。如果你有孩子，这个仪器还能帮助孩子做学校布置的自然科学作业。也许你还可以把这个设备租给别人，收取少量费用，这样他们就可以对他们的家、学校和工作场所进行照明评估。

第二个是光谱仪，价格通常在 66 ～ 260 元。我自己使用的光谱仪看起来像一个小小的望远镜。你还记得我们之前讨论的关于光的光谱分析吗？这个设备可以帮你确定你家中不同波长的光的相对数量，而且就和用显微镜一样简单！

好了，现在你已经完全有能力对你的家、学校或工作场所进行全面的照明评估了！首先，你可以随意测试一下你的数字测光表，了解它是如何工作的。你可以在你的房子周围走走，进行一些测量，以了解各种地点的光照度。例如，白天的时候，你测量了家中不同的地方并获取了一些数据：地下室的一个黑暗角落（259 勒克斯）、客厅靠近窗户的一角（4 010 勒克斯）和屋子外面的露台上（16 470 勒克斯）。

请注意，你在不同区域得到的测量结果会有很大的不同，100 勒克斯、1 000 勒克斯、10 000 勒克斯，都取决于你站在家里的位置。现在你要拿着你的测光表，站在远离灯或窗户这些有光源的地方，看看测光表的读数可以根据你离光源的远近而发生多大的变化。这是一个区别流明和勒克斯的很好的实例。电灯光源（流明）没变，但是你用测光表测量的曝光量（勒克斯）会随着你距离光源越来越近而稳定地增加。

现在你已经熟悉了这个设备和房子的相对光照度，下面重头戏来了：你的孩子应该接触多少的光照度，才能在白天感觉最清醒，在晚上睡得最好？在开始之前，我们来设定一些指导原则。我们假设晴天坐在外面的椅子上工作时的光照度为 10 000 勒克斯（我在仪器上读到的 16 470 勒克斯是在佛罗里达州克利尔沃特费城人队春季训练场地的露台上测量的，当时天气非常晴朗）。我们把完全的黑暗设为 0 勒克斯。

研究告诉我们，5 000 勒克斯以上的光照环境是最理想的促进孩子清醒的环境。一般来说，在教室里能有效看东西的最低推荐光线是 300 勒克斯，但 500 ～ 1 000 勒克斯是最适合课堂学习的光线，而 1 500 ～ 2 000 勒克斯则适合特别细致的作业。另外，我们知道 5 勒克斯的光线就能扰乱睡眠了。有了测光表，你就可以看到你的孩子在吃晚饭、做作业和晚上睡觉时处于什么光线环境了。如果它们不能满足你孩子的日常生活需要，你可以进行调整。

理想情况下，从晚餐到上床睡觉前，孩子环境中的光线应该要稳定地减少。晚饭后，你要带着你的测光表走到外面读一读数值。它显示什么数值？我刚刚就到外面做了测量。现在是下午 6:42，在我的露台上，我读到的数值是 1 061 勒克斯。接下来，我去测了孩子所处环境的光线情况。我女儿，一个大学生，正在她的卧室里做作业，她卧室的光线读数是 37 勒克斯。我的儿子在一个光线明亮的地下室里使用一台笔记本电脑，地下室的光线读数是 2 210 勒克斯。

在特定照明环境中工作时，建立一个预期目标是很重要的。如果我的两个孩子都想高效率地学习几个小时，然后去睡觉，那他们所处环境中的光线设置是否能满足这个目标？

随着夜晚的到来，室外的光线逐渐减弱，如果两个孩子都保持同样的光线环境不变，我担心我女儿有可能很快就读书读累了，并想要去睡觉。当她感到疲倦却还不到上床时间时，也许她会摄入咖啡因或吃点零食来保持清醒。在这种情况下，一个很大的问题是她的学习质量是否会随着专注力的转移而改变。相反，我儿子在持续的强光环境下，可能会越来越兴奋。如果他不降低环境中的光照度，他有可能在上床时间到来时难以入睡。

如果你也有两个孩子，你就可以利用测光表帮助你的孩子控制他们所接触的灯光了。你的孩子对这个也很感兴趣？那你就告诉他们你在干什么。你的孩子还很小，他不感兴趣？你确定你不是只想拿他们做实验？那也没关系，你需要走进女儿的房间，打开另外一盏灯，再到地下室去，把明亮的顶灯关掉，换上一盏更暗的台灯。你还想要做一些家装改造吗？那你去买一些调光开关，把它们安装在你的孩子晚上常待的地方，以控制光照度。晚饭后，你在家里创造一个夕阳西下的环境，慢慢地把光照度降低，当你的孩子上床后，将它降到 0。

光照度降低已完成。但是，这只是在晚上对抗光线干扰作用的一半工作[①]。我们还需要考虑光线质量的问题。在光谱仪的帮助下，你可以明确地看到你的孩子暴露在多少波长的光线下，然后进行补救。有几种方法可以去除蓝光或者更大程度地去除最能抑制睡眠的光——波长为 450 ～ 525 纳米的蓝光和绿光。

摆脱损害睡眠的光线的 3 种方法：① 消除所有的可见光，这可以摆脱波长为 380 ～ 700 纳米的一切光源；② 消除特定波长的光；③ 过滤掉特定波长的光。

所有这些方法都是可行的。方法①是使用灯光开关或调光开关，或者简单地在孩子睡觉前关闭或减少孩子周围环境中的光源。开关工具很便宜，也很容易操作，而且任何一个人都可以关闭或调暗灯光。

方法②是购买不含抑制睡眠的蓝光的照明器具。这些灯泡可以用在孩子的卧室里，尤其是当孩子晚上需要在卧室里学习的时候，这种器具会是很好的选择。一旦你决定购买什么灯泡，你就用你的光谱仪测试一下，看看它是

---

① 也许超过了一半。最近，蒂姆·布朗（Tim Brown）等人在《当代生物学》（*Current Biology*）上发布的一项研究表明，光线强度在夜间所起作用远远大于光线质量。

否真的比其他标准灯泡发出的蓝光和绿光更少。

消除特定波长光的另一种选择是利用我们的家用电子产品。许多笔记本电脑和手机都有“睡眠模式”，此模式可以为我们做到这一点。选择这种模式，就会使屏幕发出的蓝光和绿光消失，屏幕会变成一种粉色调。如果你的电子产品没有自带这种模式的话，你可以下载安装一些免费的 App 来做到这一点。

方法③是让家里或卧室里的光线保持原样——利用一个过滤器来防止光线到达孩子的视网膜。最容易买到的过滤器是防蓝光眼镜，大约 66，你可以买一些看起来像博诺（Bono）在音乐会上戴的那种眼镜，当你的孩子在虚拟的游戏世界中遨游时，你把它戴到他的脸上去。这些眼镜镜片通常是黄色的，你的孩子可能会抱怨他的世界突然看起来更像柠檬色，但他会适应的。最重要的是，如果这些眼镜可以防止蓝光照射到他的脸上，那他晚上玩的游戏或晚上看的视频就不会对他的睡眠产生那么大的负面影响了。

科技发展引发的睡眠问题

电子产品发出的光是有害的。毫无疑问，灯光在所有年龄段孩子的睡眠中起着重要作用。但是照明存在的历史已经有一段时间了。我敢肯定，古时候肯定有一些村民组织抗议过夜间火炬之光带来的隐患。电子产品的出现不仅意味着环境中出现了新光源，还带来了更为严重的睡眠问题，睡眠问题影响着孩子大脑中负责管理动机和成瘾的区域。

想一想蚯蚓的原始神经回路，你会发现它似乎与你家孩子的大脑有很大的不同。但这两种生物有一个共同点，就是目标导向活动[①]。你可以说我们所做的一切事情都有目的性，特别是你做事的目的性恰好也很强。你可以按目标对事情进行分组：短期目标（吃饭）、中期目标（为本周末的大型晚宴做准备）和长期目标（养成更健康的饮食习惯）。你也可以根据奖励机制来对事情进行分组：即时奖励（吃刚送来的比萨）和延迟奖励（用自己花了几周时间培养的发酵剂烤一块酸面包吃）。

这个奖励系统的中心是一种化学物质——多巴胺。它是我们大脑中一种重要的神经递质，参与了大脑控制的许多事情，如运动、情绪和动机。当我们的大脑做一些令人愉快的事情时，奖励机制会通过多巴胺运行，让我们感觉良好。

除了控制运动、情绪和动机，多巴胺还有一项重要的功能，那就是参与控制睡眠或觉醒。还记得第 1 章中的那些脑电波曲线吗？我需要在这里重复讲一下，以说明多巴胺是如何在我们体内运作的。就像其他事物一样，多巴胺也有昼夜节律。正如你所了解的，昼夜节律有一个可预测的日常生物功能或行为模式。在图 6-1 和图 6-2 中，线条代表了一天中人体内的多巴胺分泌水平。注意，它们是在午餐时间达到峰值，然后开始下降，直到午夜时分，它们到达谷底并开始回升。

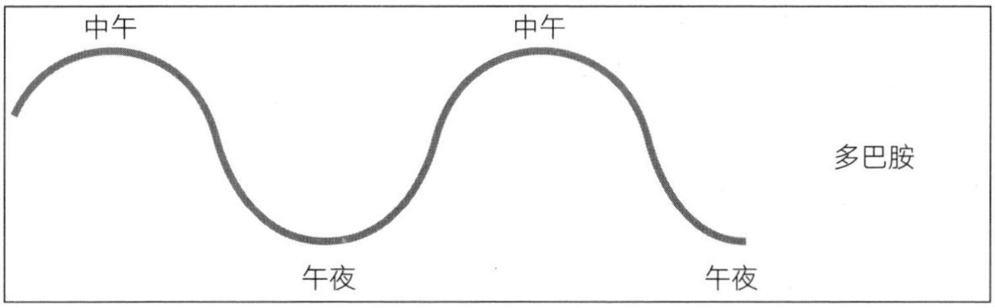

图 6-1　多巴胺水平变化曲线图（一）

① 如果你是个孩子，请回复你的目标是什么。

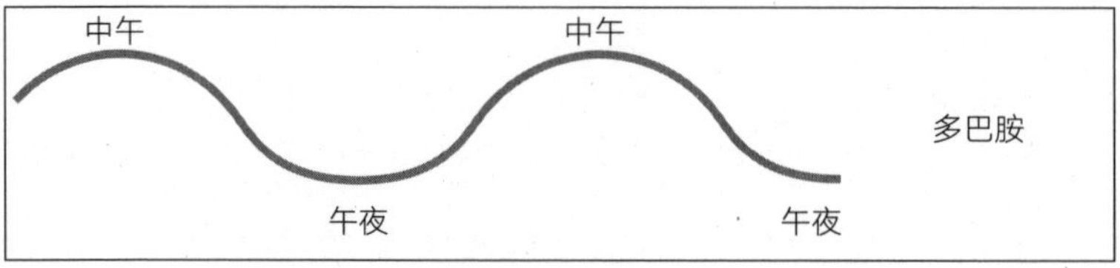

图 6-2 多巴胺水平变化曲线图（二）

通过这两张图，我觉得你能猜到多巴胺是如何影响大脑的清醒和困倦的。多巴胺帮助我们感觉清醒并参与日常活动，也就是为什么白天的时候多巴胺水平偏高[①]，晚上多巴胺水平降低。如果一个人没能制造出足够多的多巴胺，你觉得这会引发什么睡眠问题？

对，他会一直觉得困。而这就是在患有帕金森病或有帕金森病症状的成年人（包括孩子）身上看到的情况。产生多巴胺的细胞停止正常工作，多巴胺水平下降，这会引发许多问题，包括严重的睡眠问题。请记住，这些问题也可能出现在服用阻断多巴胺药物的孩子身上，如氯丙嗪、甲氧氯普胺、异丙嗪、利培酮、思瑞康和氯氮平，这些药物常用于治疗一些心理或神经系统疾病。

我知道你在想什么。你以为这一章是讲述如何控制孩子玩电子游戏或社交软件的。是的，我很快就会说到这些了。我们先来看一下多巴胺和睡眠的关系。因为多巴胺水平的下降促进睡眠，而上升则抑制睡眠，那么，如果我们想睡个好觉，我们就该促进多巴胺水平的自然下降。你也同意吗？那太

① 看到图 6-2，有人可能会认为我们的清醒程度会在午餐时间达到顶峰。这似乎与我们通常在午餐时间觉得困，想要午睡的感觉不一致。事实上，多巴胺并不是唯一与清醒有关的神经递质。如果多巴胺是唯一让我们保持清醒的因素，那我们有可能会在中午外的其他时间困到睡着，而正是因为有其他神经递质和化学物质的存在，我们才能保持清醒。

好了。现在根据你对多巴胺的了解，想象一个 14 岁的男孩在睡前一小时内，使用以下哪种方法最能增加多巴胺的分泌？

- ☐ 看一个有趣的抖音大号主播直播跳舞。
- ☐ 玩一个刺激的电子游戏，游戏中他正试图潜入一个废弃的城堡，进行一场冒险之旅。
- ☐ 和他的同学一起，进行一场惊心动魄的主场半决赛篮球赛，比赛进入了双倍的加时赛。他的球队通过一个压哨的三分球取得了胜利。
- ☐ 在柔和的灯光下，在床上安静地阅读一本跟学校课业无关的书。

我们先忽略打篮球之类的运动（这类运动很棒，但也很容易制造多巴胺——这也是为什么许多运动员在大赛后难以放松下来的原因），把注意力放在抖音主播直播跳舞和刺激的电子游戏上。注意，我在这里不是要抨击任何一种娱乐形式。我以前也玩过电子游戏，也使用社交媒体，并在上面消费过。问题不在于玩什么，而在于什么时候玩。在一个废弃的城堡探险当然很有趣，但想一下在这些社交媒体和电子游戏的刺激下激增的多巴胺。

一个有趣的人跳着幽默的舞蹈。——立即释放多巴胺

咯吱～！密室门打开了，孩子发现了一间放着很多宝物的屋子。——立即释放多巴胺

好了，现在是晚上 10:00，到了睡觉时间。你让你的孩子给手机充电，然后上床睡觉，并祝他顺利入睡！

经过一个又一个令人兴奋的视频或游戏的刺激，更不用说电子产品屏幕上发出的光了，孩子的多巴胺正在飙升。他们现在很清醒，并因为晚上不能

继续看那些有趣的视频而觉得很沮丧。他们的大脑正在飞速运转，寻找下一个兴奋的吸引点。

我在这里不是随便用“吸引点”这个词的。这些电子产品和游戏对你的孩子来说就像毒品。不管哪种类型的电子游戏，它们之间唯一的区别是产生的多巴胺的相对数量不同。现在问题很明显了：① 如果多巴胺能让孩子清醒并促进成瘾；② 如果电视、电子游戏、手机等电子产品促使孩子的大脑产生了大量的多巴胺。

那么：

① 孩子们会对他们的手机和电脑上瘾，这并不奇怪，因为这些产品设计的目的就是促进和鼓励上瘾。

② 晚上使用这些设备和媒体，会促使孩子保持清醒，而这段时间恰好是孩子们可以自由玩耍的时间，因为白天在课堂上玩电子游戏是不可能的。

因此，就像午饭后多巴胺水平会自然下降那样，当我们打算帮孩子降低多巴胺水平的时候，孩子背包里的手机开始给他们的大脑推送大量的多巴胺。一个充满关心和爱、具有科学素养的家长和一个想提升数学成绩、降低焦虑感、品行端正的孩子，是无法与那些天才程序员们做出来的游戏对抗的。在孩子玩游戏的时候，这些游戏不停地促使他们按下释放多巴胺的按钮。

我对解决电子产品和睡眠之间问题的看法很简单，但不太可能实现。作为父母，我们只需要把他们的手机和笔记本电脑拿走，或者严格限制孩子和电子产品的接触就好了。自 2010 年以来，我可能每周都会发出这样的呼声。

虽然这个想法说起来或写起来很容易，但我们想要将它付诸行动却难于登天，因为阻碍重重。

科技是无处不在的。它真的无处不在，你早就习以为常了。现在很多学校都直接或间接要求孩子拥有一台平板电脑，孩子学习和生活中的方方面面都得通过这个电子设备进行。老师布置的作业要在电脑上查询，老师与学生的交流沟通要在电脑上进行，成绩也是公布在电脑或手机上的[①]，甚至上课都是通过电脑在线上进行的。如果说新冠肺炎这一危机教会了我们什么，那就是，当今社会，电脑基本上就是孩子的学校了。

孩子对科技产品的了解比你都要深入得多。对我来说，这可是一个巨大的问题。我对手机本身没有意见。它可以帮我保护孩子的安全，并在我与孩子分开时能让我与孩子保持沟通。通过手机看到孩子的定位在哪里对我很有帮助，也让我很安心。如果我们能够限制孩子花在手机上的时间，以及限制他们在手机上玩的内容，那就更好了，只不过我愈发觉得不可能限制孩子使用手机了。我敢肯定，如果你走近一群中学生，提起电子产品的“家长管控模式”，他们都会嘲笑你。我的孩子们（他们的技术水平绝对达不到网络黑客精英的水平）很容易就能解除青少年模式，解开我和妻子在设备上设置的密码，解除被禁用的应用程序和其他保护措施。我敢肯定，他们会采用同样的措施来应对学校实施的电子设备管控措施。

说到科技的好处，就像制糖业会在一定程度上掩盖糖的危害，并使公众

① 老师还会通过电子邮件、手机短信、社交软件等方式将成绩发给家长。我在下午 2:00 收到一条短信，短信通知我，孩子的数学科目考试成绩不及格，我不知道该做何回应。这导致我和孩子沟通时，孩子表达了抗议。我的孩子说，不及格不是他真实的成绩，他因为参加爵士乐队的表演而缺课了，他还有两份作业没交，而且他已经给老师发电子邮件沟通了这件事情。有些时候，一个人获得的信息可能太多了。

对摄入过多糖分的危险一无所知一样，我认为科技行业也在做同样的事情。当涉及睡眠、科技和孩子的关系问题时，我经常读到一些信息，这些信息暗示电子游戏对孩子有好处，有助于提高他们的注意力。你看，汤米在学校里无法集中注意力，但他可以整个周末坐在电脑前玩《星球大战战场前线》（*Star Wars Battlefront*）游戏！

实际上，随着时间的推移，这些设备往往会对孩子和他们的注意力产生负面影响。游戏开发者宣称，孩子通过在虚拟世界闯关得分或探险使多巴胺水平激升，以此来自我治疗注意力不集中的问题，这种用电子游戏来解决问题的尝试是有误导性且无法成功的——这种让人兴奋和刺激的内容变成了孩子能够集中注意力的必要条件。慢慢地，孩子会需要用更多的电子游戏来缓解他们的焦虑。他们需要从电子游戏中获取更多的图像内容、更多的动作、更多的铃声和口哨……

为什么？

因为社交媒体和电子游戏本质上就是危害孩子大脑的毒品。吸毒者需要什么？更多的毒品和更强烈的兴奋感。以下是我见过的孩子们想要继续玩电子游戏时的一些行为：

- 讨价还价；
- 发脾气；
- 使用学校计算机等设备来下载和玩游戏；
- 秘密地从朋友那里获取游戏设备；
- 重新激活家里已经被淘汰的旧手机；
- 用木头制作假手机，晚上假装将手机放在卧室外“充电”，而真正的手机还在自己卧室里。

最后一种行为来自我小儿子的启发，他把手机从手机壳里拿出来，然后把手机壳翻过来扣在桌子上假装充电。我们看向手机充电区时，会看到他的手机就在那里，插上了电源，而不是在他的卧室里让他晚上睡不着。几个月后我妻子才发现，原来那只是一个空壳子。如果这些行为在你看来是在寻求毒品的行为，那是因为这就是这些行为的本质。这是我们都要面对的现实。

在医生行医的过程中，我最不能接受的一点就是我所说的“过度草率”。下面是一个例子。

儿科医生：“你的孩子超重了。根据这张图表，你孩子的这个身高对应的体重应该是 65 千克，他需要减掉 18 千克。”

家长：“嗯，好的。”

儿科医生：“很好，那我们下次再见。”

过度草率包括医生在接诊患者时，看到一个需要治疗的最终目标，就直接给出最终的治疗目标，而不去花时间思考达成目标的具体步骤和制订精细的治疗计划。这样不仅会让患者产生挫败感，而且很容易导致治疗失败。

我是一个睡眠专家，不是一个负责处理科技问题的技术人员。我认为你可以采取一些具体的步骤来控制你的孩子使用电子产品，防止这些电子产品对他的睡眠产生影响。

不要开个坏头。如果你看到我的这个建议时已经太迟了，那就算了。但是如果你在读这本书的时候，孩子还未出生，那么你要赶紧制订一个电子产品使用计划，这永远不嫌早。你还记得我们前面说过的妈妈们可以提早做些什么吗？对，妈妈在分娩前就要为孩子获得良好的睡眠打下基础。这个道理同样适用于电子科技产品。

你自己在生活中会如何使用电子产品？你孩子是否会接触到电视节目？他从几岁开始便能接触到电视节目？孩子会在一天中的什么时间段看这些电视节目？你的孩子是只能在特定时间获得使用手机或看电视的特权，还是在任何需要打发时间的时候都可以获得特权？如在候车室等车或去邮局的时候。你们会什么时候使用手机？从现在开始，你要为你的孩子制订明确的电子产品使用规则。你可以采用以下几个明确的步骤来开始控制局面。

1. 让孩子在开放式的环境下使用电子产品。在可以被看到的环境中，你可以考虑让孩子戴上耳机玩游戏或使用社交软件。父母往往对孩子所玩的游戏的主题感到非常震惊。让孩子在开放式的环境下玩，可能会让他们玩的内容更健康一些。

2. 限制玩游戏的时间。我们都希望我们的孩子能过上健康的和多样化的生活。操控电子产品往往可以给孩子的大脑带来虚幻的成就感，而事实上，这种成就感并不存在于现实中。玩电子游戏和浏览抖音视频就像吃垃圾食品，它们不是均衡饮食的一部分。孩子应该有均衡且健康的生活方式，这种生活方式可能涉及学业、体育运动、与朋友和家人进行真实的社交互动、志愿者服务、演奏乐器、自我关怀和健康的睡眠等内容，而电子产品只是其中的一小部分。也许你孩子的生活并不涉及所有这些项目，但玩手机往往是其中一个比例过大的项目。

3. 上床前暂停使用。理想情况下，孩子们应该在睡前 2 个小时关闭电子设备。如果学业任务不允许孩子这样做，那你可以考虑利用防蓝光眼镜来限制孩子所接触的光线。

4. 手机在厨房里过夜，而不是在卧室里。设定适用家中每个人的规则，即手机和笔记本电脑得在厨房里过夜，父母的电子设备也一样。你需要创建一个有充电器和插座的空间，让所有人都能清楚地看到谁的手机在那里（只是要注意金蝉脱壳的把戏！），谁的手机不在那里。你要限制孩子在卧室使用手机的机会，让孩子尽可能地将卧室这个空间留给睡眠和促进睡眠的相关活动。

5. 不要让孩子用手机当闹钟。我不确定你的孩子是否知道，在手机出现之前，我们有专门的闹钟，闹钟有发条，有小铃铛。理查森对这些闹钟肯定无比熟悉。你可以给孩子买一个专门的闹钟。我尤其喜欢那些在早上利用灯光把孩子唤醒的闹钟。对于沉睡不醒的孩子，你可以考虑买那种会震动床的闹钟或那些需要孩子和它互动才能停止响铃的闹钟。

6. 从源头抓起。利用青少年模式对孩子的手机和无线网络进行限制。你的孩子很聪明，但网络技术人员更聪明（希望如此！）。让网络技术人员教你如何切断孩子的无线网络或在你孩子的手机上使用密码保护来限制他对应用程序的访问。你要制订一个规则，经常检查孩子使用电子设备的时间，并与他们进行讨论。我的孩子们很震惊我会去查看他们在电子设备上花了多少分钟。

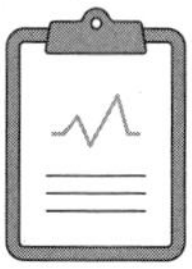

我很想说蒂法尼的故事有一个幸福轻松的结局，可惜事实并非如此。她的情况复杂、混乱，需要大量的治疗工作。尽管作为一名睡眠医生，我在她的治疗中所起的作用微不足道，采取的措施也小心谨慎，但她的家人还是会定期来我这里进行随访。我的导师弗吉尼亚大学的神经科医生伊万·洛金（Ivan Login）曾经说过：“有时候，找到答案，远不如聆听问题来得重要。”

她的治疗进行得很慢。治疗的第一步就是晚上不能玩游戏。虽然这在表面上看起来很简单，也很有逻辑性，但晚上不能玩电子游戏将她的社交焦虑问题、自我价值认同问题、与控制感有关的问题都凸显了出来。

“我在《我的世界》中能够控制我的世界，也能控制我在其中的身份。我更喜欢那个世界。”对蒂法尼来说，她要么选择那个理想化的世界，里面有一个理想化的蒂法尼，要么选择上床睡觉，醒来后面对一个在她眼里充满创伤的现实世界。

随着时间的推移，蒂法尼的情况有所改善。她最终也没有做睡眠监测，尽管我们考虑过好几次这个选择。蒂法尼现在一个人居住，独立工作，并同时在一个社区大学里学习计算机科学，希望设计出一款能改善健康和睡眠而非剥夺它们的电子游戏。

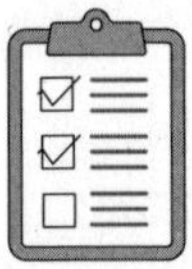

睡眠小贴士

1. 现代电子产品对我们孩子的睡眠构成了重大威胁。
2. 电子游戏和社交媒体提供的内容令人上瘾，尤其会妨碍孩子获得必要的睡眠时间。
3. 有了合适的设备做辅助，你可以对孩子所接触的光线的质量和强度进行调整，然后自然地改善他的睡眠和觉醒状况。
4. 你应该了解孩子所关注的媒体内容，并对其进行适当的限制。这个过程开始得越早越好。

第二部分

孩子可能面临的睡眠障碍

The Rested Child The Rested Child The Rested Child Th

第 7 章 The Rested Child

睡眠与注意缺陷多动障碍

“你能再说一遍吗？
我感觉在听天书。”

经典案例

如果小患者有注意缺陷多动障碍（attention deficit hyperactivity disorder, ADHD），通常我一走进诊疗室就能发现线索。家长坐在椅子上，一条腿上坐着妹妹。哥哥用一个类似超人的动作趴在滑轮椅子上，手里抓着手机，不停地从屋子的一头滑到对面墙上再被反弹回来①。当我走进屋子的时候，家长对这个“偷椅子的贼”和墙上大片的黑鞋印视而不见，只是递给我一个眼神：“我每天 24 个小时都在应付这个小魔王，我觉得你应该能应付这 45 分钟。”我确实可以，而且我有神奇橡皮擦，这不是问题。

“埃默里，你能不能把手机还给我？你不要趴在医生的椅子上滑来滑去！”

① 严格来说，这其实是我发现他有 ADHD 的第 2 个线索。第 1 个线索是由看着这个男孩破坏了我的诊疗室的助理提供的，她把这个家庭成员带到诊疗室后，一边对我说“你的下一个患者到了”，一边默默地做出目瞪口呆的表情。

仿佛这句话会有用似的，不过至少家长尝试过了。

在接下来的一个小时里，我获得了海量信息。10 岁的埃默里在校内校外会出各种状况：学习成绩不好，健康状况堪忧，还不遵守纪律（有时候，这是一方家长对另一方家长的不作为所发动的消极攻击，并且他还隐约希望我能充当法官来裁定哪方家长是对的）。关于埃默里状况的清单又臭又长，他的父母在面对他的一些基本问题时已经筋疲力尽了。

曾有人提出这个孩子可能患有 ADHD，在与他相处了短短几分钟后（不算他在疗诊室等候的时间），我就明白了别人为什么会这么想。

幸运的是，我善于运用发散思维，并立即开始询问埃默里的睡眠情况。虽然他的睡眠情况不太好，但父母双方都表示没有观察到他打鼾或有其他睡眠呼吸问题的迹象。因为他常常和父母一起睡觉，所以除了“他睡着后往我们脸上吐气”的烦扰，父母双方没有发现任何不妥之处。埃默里在七八岁之前一直带着尿布睡觉，但现在他晚上是百分之百不尿床的。

当涉及孩子有无 ADHD 的问题时，我的处理原则是：在没有进行睡眠评估之前，任何孩子都不应该被诊断为 ADHD 患者。我会告诉家长和孩子，我不觉得睡眠监测会显示孩子的睡眠存在异常情况，但我还是想确定一下。他们同意后，我就安排了睡眠监测。

如果你在抚养孩子、教育孩子，从事儿科医生工作、治疗年幼患者，或在某种程度上做与孩子有关的工作，那你可能听说过 ADHD。这种障碍不仅影响了无数的孩子，而且也开始成为成年人的一种常见诊断。虽然这种障碍的出现有不同层面的原因，但是在确诊为 ADHD 的孩子中，睡眠健康问题往往是他们出现 ADHD 的根源之一。

ADHD 的症状

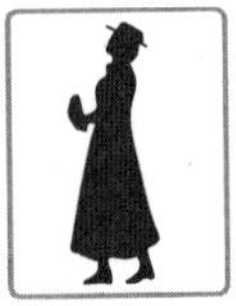

按照现代医学标准，ADHD 是一种新疾病。这种病症并不罕见。儿科医生曹慧敏（Winnie Tso）最近的研究发现，5% ～ 15% 的孩子都患有 ADHD。在曹医生以及其他人的相关研究中，睡眠时间和质量都是孩子患有 ADHD 的重要影响因素，在诊断时必须纳入考量。

从表面看，识别 ADHD 的症状貌似很简单：孩子无法集中注意力。虽然注意力不集中确实是该病症的核心问题，但很多孩子还有其他各种各样的外在表现，这使得 ADHD 很难被诊断出来。

一般来说，孩子的行为会立即吸引并误导其他人的注意。通常情况下，大家会觉得那是行为问题，或者人格缺陷，而不会先想到 ADHD。我也承认，当我走进诊疗室看到埃默里时，我的第一反应也是："这位妈妈，你至少也让孩子脱个鞋啊！这样我还能省下重新刷墙的时间。"他的行为引起了我的注意，而且显然让我的助理很不舒服①。

除了这些初步印象，还有一系列明显和不明显的症状需要评估。通常，这些孩子想要努力融入家庭生活的节奏。在家里，他们经常搞恶作剧和制造冲突。在学校，他们容易冲动，还喜欢和人争辩。他们可能很难交到朋友，这就导致他们经常不会被邀请参加同学的睡衣派对或生日派对。他们的学业成绩也不好，原因可能是学业内容太难，需要他们提高专注力才能学好（孩子在感到受挫或者无助时更容易产生行为问题），也有可能是学业内容太容

① 我的助理把埃默里称为"拨动她神经"的人。作为一名神经科医生，我非常确定，在大多数正常情况下，神经被拨动是不可能的。

易掌握，反而让他们失去了兴趣（他们会出于无聊而做出不当行为）。

睡眠和 ADHD 之间有巨大的相关性。真有这么严重吗？绝对的。睡眠一直是 ADHD 的一个核心行为要素。众所周知，患有 ADHD 的孩子往往睡不好觉。

ADHD 患者的睡眠

患有 ADHD 的孩子貌似有一种独特的睡眠变化。2004 年的一项研究表明，患有 ADHD 的孩子在床上花费的时间明显更多，有更多的睡眠周期。此外，这些孩子在快速眼动睡眠阶段花费的时间更长。而且当他们处于浅睡眠状态时，他们的肢体会有更多的动作，这些动作会导致他们的睡眠断断续续。这些可能都是解读睡眠监测报告的睡眠专家们没有注意到的 ADHD 的表现特征。

除了睡眠监测的结果有特殊表现，患有 ADHD 的孩子在睡眠模式和嗜睡的表现上也与其他孩子存在差异。家长经常注意到孩子存在入睡困难的问题，孩子自己也会发现这一点。另外，与同龄人相比，患有 ADHD 的孩子往往睡得更少，夜里醒来的次数更多，这种特征通常在 5 ～ 9 岁开始出现。还有一些研究指出，ADHD 患者可能更容易出现睡眠相位后移（夜猫子）的倾向。2003 年的一项研究对 30 名 5 ～ 10 岁的患有 ADHD 的男孩与 30 名同龄的非 ADHD 男孩进行了比较。尽管这项研究在两组男孩的睡眠监测中没有看到任何差异，但患有 ADHD 的男孩明显更容易犯困。这些研究（以及其他许多研究）让我们更清楚地认识到，患有 ADHD 的孩子在睡眠模式方面确实存在独特的可预测的变化。在过去，人们主要是从下面这个方向来看待 ADHD 和睡眠障碍之间的关系：

孩子患有 ADHD → 孩子有睡眠障碍

睡眠障碍是 ADHD 的产物，这些睡眠问题是“他们失去道德控制和处于病态烦躁状态下”的后果。但是最近，由于 ADHD 诊断的剧增，很多研究者开始挖掘二者之间相反的关系。慢慢地，医生和研究人员开始怀疑是不是这种相反的关系才是事实，即：

孩子有睡眠障碍 → 孩子患有 ADHD

由于近 80% 的患有 ADHD 的孩子都出现了睡眠节律失调问题或者其他可诊断的睡眠障碍的迹象，这种变化让大家开始呼吁重新定义 ADHD 的核心内涵。下面是我对 ADHD 与睡眠障碍之间关系的分析。

我认为，集中注意力是你把自己的精神能量集中在周围环境中的某些东西上，监测信息，并有选择地对当下重要的项目做出反应，同时将不重要的项目屏蔽掉的过程。注意力与睡眠之间的关系错综复杂。

事实上，睡眠不足会导致注意力受损。一项研究显示，如果被试的睡眠仅在短短几天内受到限制，那他们注意力不集中的次数会增加 3 倍。注意，他们的睡眠是受到限制而不是被剥夺！我们通常如何治疗注意力不集中的问题？我们会使用药理兴奋剂。药理兴奋剂还能掩盖什么吗？是的，它还能掩盖潜在的困倦感。因此，当治疗 ADHD 的医生为找出你孩子的问题而高兴时，他所给出的药理兴奋剂疗法也许并不是在治疗 ADHD，而是在掩盖真正的问题——其他原因造成的白天过度嗜睡症状。2006 年在中国台湾对 2 463 名 6 ～ 15 岁的孩子进行的一项研究表明，治疗潜在的睡眠障碍足以解决注意力不集中的问题。

我一直在关注青少年睡眠和昼夜节律研究先驱玛丽·卡斯卡登（Mary Carskadon）和詹姆斯·马斯（James Maas）等人的研究，我坚信睡眠和ADHD之间存在着某种因果关系。此外，我相信睡眠障碍会造成注意力障碍，而且这种注意力障碍经常会被误诊。

现在，我的立场已经阐明，我也在努力让自己从积极与消极两方面来看待我的观点。如果10年后我被证明是错的，那会怎么样？如果我是对的呢？下面我来把我的观点细化一下。

我是对的——睡眠和注意力障碍之间存在关系

我们需要对孩子的睡眠进行严格的监测，因为它可以提供一个诊断途径，更重要的是，它还可以为未发现的睡眠障碍以及由此引发的注意力障碍提供一个治疗途径。如果对睡眠障碍的治疗（如果在监测过程中发现了睡眠问题）能改善孩子的注意力问题，那么我们就提升了孩子的生活品质，并能深入了解他的睡眠障碍。如果我们在监测过程中没有发现睡眠问题，那我们除了付出了监测的经济成本，也几乎不会有任何风险或损失。

我是错的——睡眠和注意力障碍之间没有因果关系

尽管关于该主题的研究有很多，但我们全盘接受所有关于ADHD的诊断，不去探究孩子的睡眠史和睡眠质量。这样做，虽然我们可以为家庭节省金钱、时间，减少对孩子不必要的干预，但我们也有可能错过一个可能改变孩子一生的治疗方案。

简单总结一下：如果我错了，我希望我是以给患者造成最小伤害的方式犯错。同时，一个由睡眠监测产生的干预措施虽然不能改善患者的注意力，但比放弃治疗一个有可能改变患者治疗历程的潜在睡眠障碍要好太多了。因为我相信睡眠障碍往往会造成注意力问题，所以在面对 ADHD 患者时，我总是积极地筛查睡眠障碍。如果你要问我的意见，我会强烈建议：在没有进行睡眠评估或睡眠监测之前，不要让你的孩子被诊断为 ADHD。

如何处理 ADHD 的诊断和治疗

尽管 1/5 的孩子可能患有潜在的睡眠障碍，这会导致他们患上 ADHD（通常 50% 的家长都会报告孩子有睡眠问题），但很少有患者被转诊去睡眠科，进一步确认睡眠问题是否影响着这个孩子的注意力障碍。这就是你需要给医生施加一点压力的地方了。一般来说，你会通过孩子的儿科医生来完成转诊。我很希望儿科医生们会经常主动地提及睡眠障碍这个话题，但是很遗憾，事实并非如此。如果孩子的医生不提，那你最好主动提出这个想法，要求被转诊到一个睡眠专科医生那里去。我不建议让孩子的儿科医生直接帮你预约睡眠监测。你最好能先和一位睡眠专科医生坐下来面谈，坚持要求这位睡眠专科医生帮你预定一个睡眠监测，并帮你解读睡眠数据报告。

睡眠监测没有任何风险，而且如果监测结果显示你的孩子睡得很好，那从长远来看，这本身就是有用的信息。如果监测结果表明你的孩子存在睡眠障碍，那解决这个问题可能会对孩子的注意力、学习成绩、情绪、健康等许多方面产生很大影响。当看到这种令人信服的数据时，你的儿科医生不太可能对转诊提出异议。如果他拒绝帮你转诊，那你就换一个儿科医生吧。

治疗睡眠障碍及其对 ADHD 的影响

睡眠监测可以测出近百种可诊断的睡眠障碍，我们不需要深入研究它们，你只需要知道，如果你争取到的睡眠监测结果诊断出了孩子患有睡眠障碍，那你就治疗它。它很可能会改善或消除你孩子的 ADHD 问题。

1. 光照疗法。如果睡眠监测没有诊断出孩子患有睡眠障碍，那我们还可以做一些帮助孩子调整昼夜节律的事情。虽然这个方案从未在孩子身上进行过研究（这个方案仅研究了 29 名成年患者），但在早晨使用光照疗法与 ADHD 症状的改善有关联。在秋季和冬季的几个月里，由于自然光照相对缺乏，这个疗法的效果似乎尤其好。我觉得对夜猫子型的孩子来说，光照疗法没有副作用也没有危险。我确实观察到，在采用光照疗法后，青少年患者的睡眠情况有所改善。

2. 睡眠干预项目。也许对患有 ADHD 的孩子来说，最有效的治疗方法是，在他们很小的时候就采取干预措施来改善他们的睡眠情况。在一项针对 244 名患有 ADHD 的孩子的研究中，孩子和家长接受了 2 次睡眠干预，研究的重点是教给家长睡眠干预疗法。在这项研究中，与对照组相比，干预组孩子的 ADHD 症状不断得到改善，整体生活质量也有所提高。我们得到的启示是，家长获取睡眠时间表、睡眠环境、与睡眠卫生相关的高质量信息，在学习和应用睡眠干预措施时，可能会明显改善孩子的 ADHD 症状。

3. 镁的补充。在最近一项针对 116 名 9 ～ 12 岁被诊断为患有 ADHD 的孩子的研究中，高达 95% 的被试表现出镁缺乏的症状。补充镁可以增加大脑中 γ-氨基丁酸（神经递质）的产生，γ-氨基丁酸对神经系统有镇静的作用，也可以促进睡眠。

4. 干预科技产品的使用。家长应限制患有 ADHD 的孩子使用科技产品。虽然在本书中，我把使用科技产品看作一个很大的负面因素，但有限的研究发现，玩电子游戏可以帮助孩子提高注意力。这些研究的证据通常是由科技产品公司提供的。比如，你的女儿可能玩了一整天电子游戏，但是她在玩的过程中注意力一直非常集中。持续的动作、明亮的灯光和强烈的游戏主题，创造了一种快速的神经兴奋反应和激励机制，可以让孩子一直专注下去。随着时间的推移，我们已经发现这些科技产品会损伤孩子的注意力和睡眠。我的建议是限制使用它们，什么形式的限制都可以。有关这方面的更多信息，请参阅本书第 6 章。

埃默里接受了一个通宵的睡眠监测，并且没有在睡眠监测中心的墙壁上留下任何刮擦的痕迹。据埃默里和陪伴他进行监测的母亲所说，埃默里很快就睡着了，而且睡得很好。我在这里附上他监测报告的一部分信息。（见图 7-1）

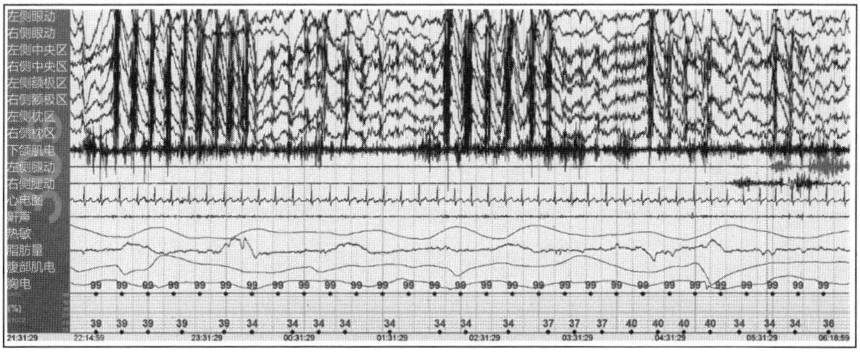

图 7-1　埃默里睡眠监测报告部分信息

如果你眯起眼睛，你会注意到图片的上半部分看起来像一堆虎纹。当一个人在睡眠监测过程中产生咀嚼行为时，他的睡眠监测报告中通常会出现这种图形模式。问题是，当这种情况发生时，埃默里正躺在床上，没有吃东西。产生这种情况的另一个原因是，如果一个人有胃食管反流病，他在夜间睡觉的时候也会做出咀嚼的动作，而埃默里做了很多这个动作。这不仅会导致他晚上经常醒过来，有口臭问题（还记得他的父母抱怨他晚上往他们的脸上吐气吗？），而且还会进一步导致他白天注意力不集中，做出不良行为。2017 年，在伊朗进行的一项研究发现，在 5 ～ 12 岁被诊断为胃食管反流病的孩子中，55% 的孩子也患有 ADHD，而在没有胃食管反流病的孩子中，只有 16% 的孩子符合 ADHD 的诊断标准。虽然我在诊所里见过许多睡眠障碍与胃食管反流病存在这种联系（这些睡眠障碍包括睡眠呼吸暂停、嗜睡症、周期性肢体运动障碍、夜间癫痫发作、尘螨过敏和咳嗽变异性哮喘等），但埃默里是我看到的第一个因胃食管反流病而出现 ADHD 症状的孩子。当他的胃食管反流病治好后，他的 ADHD 症状也得到了明显的改善。

睡眠小贴士

1. 你的孩子是否有注意力不集中的表现？是否已经有人提醒过你注意这一点？
2. 你要对你的孩子进行全面评估，寻找这些行为问题的其他原因。
3. 你要找一个可以治疗注意力问题的儿科睡眠专家做睡眠评估。我强烈建议你做一个通宵的睡眠监测。
4. 根据孩子的情况和你对药物治疗的看法，你在给孩子用药之前考虑一下其他的治疗方法。

第 8 章 The Rested Child

嗜睡症

“考虑到孩子在课上总睡觉，
他能考 60 分已经不错了。”

经典案例

我走进诊疗室时，发现一个年轻女孩在检查台上睡着了。

“索菲，醒醒。医生来了。”

索菲醒了过来，礼貌地笑了笑，但显然还是很困。

索菲努力地从长椅上坐起来做自我介绍。她是附近大学的一名大二学生，尽管她的高中成绩优异，但她大学第一年的成绩却令人失望，这一学年的成绩变得更糟糕了。

索菲说她最近在一个朋友家参加小型聚会时睡着了，结果有人拍了她睡着的照片并发在了社交媒体上，在照片中她的身上堆满了汽水罐和猫咪（真的，你都编不出来这种故事），这让她无比烦恼。她本来打算在辛苦熬完大学第一年后就休学一段时间，后来学校的健康服务中心把她介绍到了我的诊所。

“我没法在课堂上保持清醒，我总是会睡着。”

我点了点头，问道："这种情况持续多长时间了？"

索菲喃喃道："已经有几个月了。"她的妈妈同时说道："她一直都是这样的。"听到她妈妈的话后，我问索菲是否可以让她妈妈补充一些信息，如果她听到任何不赞同的地方，她可以随时指出。

于是妈妈就开始了描述："索菲一直都很容易犯困。起初，我们觉得她睡得特别好，她总是午休，我们让她上床睡觉，她就会乖乖照做。但是后来，她容易犯困的问题越来越严重了。好像睡觉变成了她唯一感兴趣的事情。她在课堂上也能睡着，一回家也是倒头就睡，假期和周末的时间她也全部用来睡觉了。"

"如果这种情况已经持续了这么久，那你们为什么现在才来寻求帮助呢？"

"索菲是田径队队员。有一天训练时，她告诉教练要去洗手间，结果她就再也没有回去继续训练。训练结束后，教练在大家离开后清理设备时，看到跑道旁边的厕所附近有一个装备包。当他走近时，才发现那不是一个袋子——而是索菲，她在草地上睡着了。"

"对，我真的那么做了！"第一次，索菲咧嘴笑了。我转向索菲："索菲，你有没有过突然觉得身体软下来或者僵住不能动的时候？"

苏菲还没来得及回答，她的妈妈就插话说："哦，天哪，她会突然倒下。但这是另外一回事！"

"实际上，我不认为这是另外一回事。"我说。

简单地说，嗜睡症是一种过度嗜睡的疾病。嗜睡会让父母觉得：一个正常人怎么可能睡得这么死？她又不是被施了什么魔法。孩子的嗜睡会让学校辅导员怀疑："你家里的一切都好吗？你在家里能睡饱觉吗？"如此突然且严重的嗜睡让儿科医生也一筹莫展，他有时候会错误地将这种症状视为癫痫发作或抑郁症。不管睡了多少觉，这些嗜睡症患者还是一直想要睡觉。患有嗜睡症的孩子真的可以从校车上下来，走进家里，然后立即睡着，并一觉睡到第二天早上闹钟响起，然后在第二天的第二节英语课上仍然能睡着。

嗜睡症还包括一些隐藏着的、很不寻常的症状，只不过这些症状不像嗜睡那么明显。嗜睡症影响着快速眼动睡眠阶段，所以它经常伴随着一系列与梦境睡眠失调有关的症状。嗜睡症的常见症状包括：睡眠瘫痪、入睡时或醒来时出现幻觉，甚至在清醒的时候突然瘫痪。这种瘫痪被称为“猝倒症（cataplexy）”，它通常由强烈的情绪引发，如大笑或大哭。

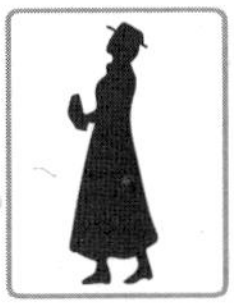

法国医生让 - 巴蒂斯特 - 爱德华·热利诺（Jean-Baptiste-Édouard Gélineau）于 1880 年创造了“嗜睡症（narcolepsy）”这个词，这个词是用来描述一个容易突然睡着的酒商的，他有时候在一天内会突然睡着 200 次。那时候距离箱装卖酒技术的出现还有 85 年的时间，当时这种奇怪的疾病和由此导致的葡萄酒库存的损失促使他来寻求帮助。narcolepsy 这个词来自希腊语的 narké（昏迷）和 lepsis（攻击或发作），它们合在一起的意思是“无意识的攻击”。

历史上，人们把过度嗜睡和与快速眼动睡眠相关的猝倒症等症状看作两种不同的疾病。随着时间的推移，医生开始把持续性的嗜睡和其他的伴随症状联系在一起，最终形成了今天的诊断标准。

什么是嗜睡症

嗜睡症是一种睡眠调节紊乱疾病。孩子在睡眠和清醒之间可以无缝连接，当一个孩子在床上突然醒来要吃法式吐司时，我们的肉眼很难观察到这种现象背后的复杂神经运作过程。其实许多神经递质都参与其中了，你可能听说过一些神经递质的名称，如多巴胺、组胺、γ-氨基丁酸、乙酰胆碱。这个复杂神经运作过程的核心有一种你可能不熟悉的特殊的化学物质：下丘脑激素，也叫奥曲肽。它之所以有两个名称，是因为1998年有两个实验室同时发现了它，并给这种化学物质起了两个不同的名称。为了方便讲解，我们在本书中将使用“下丘脑激素”这个名称，没有要冒犯得克萨斯州辛勤工作的研究人员的意思。

有嗜睡症的人无法分泌足够的下丘脑激素，它是一种负责保持清醒状态的化学物质。缺了这种化学物质，人想要一直保持清醒的能力就会被削弱，而且很容易在没有预警的情况下突然睡着。你可以想象一个你很容易犯困的场景：听一个冗长的讲座，看一本学术著作，看一场舞蹈表演。对大多数人来说，我们会感到困意来袭:“哦，不！我得干点什么，要不然我就睡着了。”我们可能会站起来，抻抻腿，拿杯饮料，甚至掐自己一下，让自己清醒些。但对许多患有嗜睡症的人来说，他们从未收到过这种预警。他们走进历史课教室，兴奋地想要了解更多关于奥斯曼帝国的历史，但他们很快就会发现自己醒了，关键是在睡着前没有收到任何困倦的信号。

多年来，我们认为嗜睡症是一种基因型为HLA-DQB1*0602的遗传性疾病，这种基因常见于有严重猝倒症的嗜睡症患者。最近，有新的证据表明，以自身免疫系统为媒介产生的某些化学反应可能引发嗜睡症。虽然免疫系统自行启动产生化学反应的原因还不清晰，但2009年，在人们接种了甲型H1N1流感病毒疫苗后，嗜睡症的发病率突然激增。虽然接种疫苗是否会引发嗜睡症尚未得到证实，但有一些证据表明，在部分疫苗接种者中，免疫系统创造了一种自体免疫性嗜睡症。

嗜睡症的症状

尽管嗜睡症的症状往往很夸张，但其实它很难被发现。在被确诊后，嗜睡症患者常常回忆说："我以为嗜睡症的表现就是人会突然倒下就睡着了。"这种歪曲的看法不仅常见于患者群体，而且常见于卫生健康专业技术人员，这为识别病情造成了巨大的障碍。嗜睡症的症状很简单：

- 白天过度嗜睡。
- 猝倒症：突然发生的部分或全身瘫痪，持续时间短。
- 睡眠瘫痪症：意识觉醒后没办法动弹身体。
- 孩子入睡时或者刚醒来时，会有一种强烈的做梦般的幻觉。
- 夜间睡眠断断续续。

让我们从第一个症状——嗜睡开始解释。所有的嗜睡症患者都会有白天过度嗜睡的症状。可能不是嗜睡导致你的孩子倒在地上睡着了，但嗜睡应该是你孩子患有嗜睡症的一个决定性特征。我经常问父母（孩子）一个问题："如果我让你的朋友或亲戚来描述你的孩子（你），他们可能会使用'嗜睡'这个词吗？"我常问的另一个有用的问题涉及家庭昵称或家庭内部笑话："有人拿你的嗜睡开过玩笑吗？"

嗜睡的症状是明显的、持续的、不会减弱的。晚上睡觉、午休小睡会在短时间内缓解一些这种症状，但很快，你的孩子或者又睡着了，或者抱怨又犯困了。除了嗜睡，有些孩子还开始对睡眠产生近乎痴迷的专注度。有的孩子早上醒过来，伸个懒腰，然后立刻就开始想什么时候可以回床上继续睡。因为压力和兴奋感都会加重嗜睡感，所以这些孩子会觉得很难调控自己的清醒状态。对一些孩子来说，他们会用焦虑感来帮助自己对抗嗜睡感。对另一些孩子来说，他们会为了保持清醒而不停地吃东西，这就进一步引发了与嗜睡症相关的暴饮暴食问题。

除了嗜睡，其余 4 个症状虽然也很常见，但不一定同时出现在每个孩子身上，或者这些症状可能会随着病情的发展在之后才出现。例如，在我的诊所里，孩子每次就诊时，我都会以不同的方式询问他是否出现了猝倒症。令人惊奇的是，有时候要过很久，孩子才开始出现猝倒症，或者他的父母才意识到这个情况的存在。下面，我们来看看嗜睡症的第二个症状——猝倒症。

为了充分理解猝倒症及其与嗜睡症的关系，我们需要回顾一些前面章节所讲的睡眠知识，特别是梦境睡眠或快速眼动睡眠阶段。我们晚上大约有 1/4 的时间在快速眼动睡眠阶段做梦，这个睡眠阶段在整个晚上被分成不同的部分，在晚上的早些时候每次快速眼动睡眠的持续时间平均为 10 分钟，在深夜每次大约一个小时（见图 8-1）。

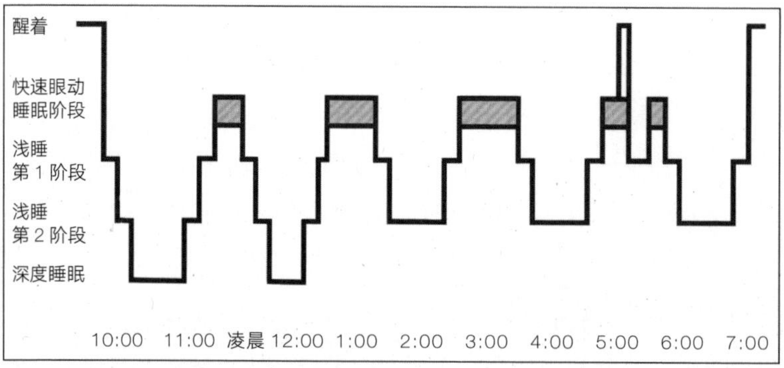

图 8-1 晚上 10:00 至早上 7:00 的睡眠过程

快速眼动睡眠阶段会调动我们的记忆功能、专注力、注意力，甚至痛觉，但其中最有趣的一点可能是我们在做梦时完全处于全身瘫痪的状态。在一个正常人身上，我们很少会注意到这一点，因为当所有这些神经瘫痪发生时，我们正在睡眠当中，没有意识。在患有嗜睡症的孩子中，这种瘫痪可能在孩子仍然有意识的时候突然发生——他们会同时处于睡着的状态和清醒的状态。想象一下，上几何课时，老师点名让你解释三角形不等式。突然间，全班所有的目光都集中在你身上，但你前一天晚上没复习这部分内容。猝倒症通常会由强大的压力触发，当所有人都在看你的时候，你的压力会更大。当你在心里组织语言准备说点什么的时候，你突然感觉下巴很奇怪，嘴巴很难说出话来，脖子开始发软，猛地后仰，就像在太阳底下打盹儿的老爷爷一样。教室里开始传来“咯咯”的笑声，这加剧了你的焦虑，让你更虚弱，甚至握笔的手也不受控制地放松下来，笔滑落到了地上。猝倒症发生了。

在孩子身上，我见过无数猝倒症的症状，每一种都很独特。

- 孩子在美式躲避球比赛中被击中后无法起身。孩子后来意识到他不是因为被球击中而倒下，而是因为他忧虑会输球而无法站起来。而当其他孩子觉得他在假装受伤时，他们会嘲笑他“他是装的……他根本没受伤”，这让他更难从这种状况中缓过来。
- 一个男孩在学校的舞会上突然失去了肌肉张力，结果他的舞伴跳到一半就要赶紧扶住他。这对小情侣之间的肢体距离太近了，导致孩子家长“警铃大作”，家长们无法接受这种程度的亲密举动。
- 一名学生被指控在公共场合酗酒，因为猝倒症让她看起来走路摇摇晃晃。随着警官更加咄咄逼人的盘问，她的猝倒症也在持续恶化。在警官的报告中，他认定这就是醉酒。（这是我作为专家证人参与的一个真实案例。）
- 一名大学生在镇上嘉年华活动中坐摩天轮的时候，出现了短暂的无意识状态（猝倒症在有趣的经历中也会发作）。

- 一个孩子在学校走廊上突然听到有人“砰”的一声关上了储物柜大门，他在惊吓中猝倒症突然发作，倒地不起。
- 一名中学生在上课时突然出现不明原因的口齿不清。

猝倒症几乎在刚刚开始发作的同时就停止了，整个过程非常短，然后孩子的肌肉又开始正常运作了，但是取代瘫痪的往往是一种极难控制的睡眠冲动。患有嗜睡症的孩子常常一整天都在对抗嗜睡的欲望。家长和孩子都能描述出孩子在课堂上、在体育比赛中、在生日派对上，甚至在泰勒·斯威夫特（Taylor Swift）的演唱会上睡着的各种故事。我太太是一名中学英语教师，她的一个学生就患有嗜睡症，这个学生必须在教室里走来走去才能保持清醒。如果她坚持让这个学生坐下来，他在几秒钟内就会睡着。因此，为了避免昏昏欲睡，他经常站着完成作业或参加考试。

她的学生在过去的两年里一直向他的家庭医生抱怨自己的嗜睡倾向。但是，正如许多嗜睡症患者所经历的那样，学生自己和他的医生都没有把这种嗜睡和突然出现的猝倒症联系起来，原因可能有以下几点。

1. 孩子从未经历过猝倒症（约 30% 的嗜睡症患者从未经历过猝倒症；只有约 40% 的患者会在一开始就有猝倒症，或者会伴随嗜睡症的发展而出现猝倒症）。

2. 孩子的猝倒症症状的表现非常微妙，很难被注意到。比如，短暂的口齿不清，伴随下巴无力、头部轻轻晃动或杯子掉落，这些症状可能会被当作偶然现象。并非所有猝倒症的表现都像索菲的那样充满戏剧性。我在诊所里把这种戏剧性的猝倒症称为“好莱坞猝倒症”，这主要是因为每部包含嗜睡症的电影（电视剧）中总会有戏剧性的和滑稽的猝倒症症状，这使公众认为嗜睡症是罕见的、戏剧性的，它总会在第一次约会或工作面试时以搞笑的方式发生①。这也是为什么所有专业的儿科医生都要了解一些嗜睡症症状的相关知识，这样他们才能及早识别相关问题，并协助诊断。

3. 我们注意到了猝倒症，但没和孩子的嗜睡情况联系起来。人们认为嗜睡完全是另外一回事。

下面，我们再来看一下嗜睡症的第 3 个症状——睡眠瘫痪症，这个症状的表现是虽然患者醒过来了，但他在短时间内不能移动身体。一个孩子醒过来后，可能意识到他在自己的卧室，但是完全没法移动身体，也不能说话。虽然这对一些人来说可能很可怕，但这个症状的持续时间一般只有 1 ～ 2 分钟（经历过这个症状的孩子可能觉得当时持续了很长时间）。睡眠瘫痪症虽然经常出现在嗜睡症患者身上，但并不是嗜睡症的特有症状。有些人可能没有嗜睡症，但是长期睡眠紊乱或者睡眠不足也可能导致睡眠瘫痪现象的出现。我 16 岁的儿子最近第一次经历了这个症状，这可把他吓坏了。他说他看到一个高大的身影向他走来，但是他完全动不了，

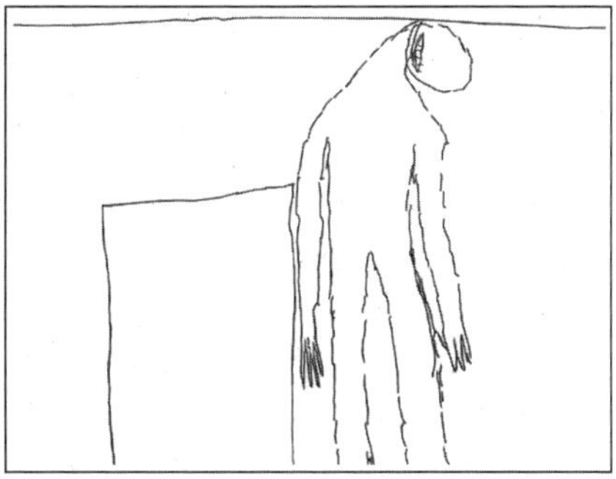

① 对嗜睡症扭曲的描述随处可见：喜剧电影——《太空炮弹》（*Spaceballs*）、《亡命夺宝》（*Rat Race*）；严肃的正剧——《不羁的天空》（*My Own Private Idaho*）；情景喜剧——《发展受阻》（*Arrested Development*）、《欢乐一家亲》（*Frasier*）、《实习医生风云》（*Scrubs*）、《辛普森一家》（*The Simpsons*）；浪漫喜剧——《欢乐颂》（*Ode to Joy*）。

也没法尖叫。第二天我让他把看到的身影画下来[①]。

幻觉是嗜睡症的第 4 个特征。这些幻觉通常是在孩子进入睡眠状态（入眠期幻觉）或在他们醒来时（清醒前期幻觉）出现的。这些幻觉往往是相当模糊的，如家里的猫似乎在房间里走来走去，一段关于记得收拾运动服的谈话，等等。通常，这些幻觉经常出现，以至于孩子很难区分现实和幻觉——我以为你跟我说你已经把运动服装好了……我发誓我们说过这个！

嗜睡症的最后一个常见症状——断断续续的睡眠。它与过度嗜睡不太相同。下丘脑激素通常会帮助人们稳定和巩固睡眠，但它同时也在巩固觉醒。（如果所有的睡眠都发生在晚上，那么白天就没有必要小睡了。）对嗜睡症患者来说，不仅他们白天的清醒状态会被一段一段的睡眠打断，而且他们晚上的睡眠也会被一段一段的清醒打断。这种情况在一些孩子身上表现得非常明显，他们整个夜间的睡眠监测图会更像一个彻夜无眠的孩子（因此白天自然会犯困），而不是一个有嗜睡障碍的孩子。

诊断嗜睡症

遗憾的是，嗜睡症很少能被早早确诊，这对医生来说，挑战很大。事实上，一个人从第一次出现症状，到最后被确诊患有嗜睡症，平均需要 15 年的时间，个别病例甚至需要 60 年的时间才得以确诊！在一项针对 252 名嗜睡症患者的研究中，有 60% 的患者在确诊前都曾被误诊为抑郁症和失眠症。

---

① 太神奇了，不同的人出现睡眠幻觉时，都会描述出一个连高大的房间都放不下的身影。我们都知道梦中的人物形象往往是扭曲的。也许《瘦长鬼影》（*Slenderman*）的创作灵感就是这么来的。

具体到孩子群体，嗜睡症难以被确诊的问题就更严重了。嗜睡症被认为是漏诊最严重的儿科疾病之一，而不正确的诊断带来的后果可能会很严重，尤其当学习成绩不好、情绪问题、肥胖和夜间贪食等看似不相关的问题出现后，嗜睡症的情况会变得更加复杂。例如，2014 年针对芬兰孩子进行的一项研究为这种关联性（漏诊与嗜睡症问题复杂化之间的关联）提供了一些支持性证据。

我们如果计算一下，就不难理解为什么许多患者在学校里苦苦挣扎，甚至最终辍学，也就不会误以为他们无法应付大学的学业压力或无法面对紧张的就业环境。换句话说，这个疾病的漏诊往往会影响孩子之后的生活和事业发展轨迹。以一位年轻女性患者的登记信息为例，她初中第一次出现了嗜睡症的症状，在 17 年后她才被诊断为患有嗜睡症。我们一起来看看那些微妙的指向嗜睡症的线索吧：

- 某所大学：她退学了，原因可能是她在课堂上根本无法保持清醒。
- 吸烟：许多嗜睡症患者意外地发现尼古丁的刺激作用对保持清醒有帮助。
- 不饮酒：嗜睡症患者总是觉得饮酒会让他们的状态变得更糟，所以很多人基本不饮酒。
- 使用咖啡因：很多嗜睡症患者都靠咖啡撑过一天（上面提及的这个女性患者最近大大减少了咖啡因的摄入量，因为她的家庭医生告诉她，过量摄入咖啡因才是她嗜睡的原因）。
- 锻炼：去健身房锻炼和睡一会儿之间，嗜睡症患者通常觉得睡觉的诱惑力更大。很多孩子都会放弃运动项目，只为了在晚上写作业前能先睡一会儿。
- 睡眠质量差：嗜睡症的症状之一是睡眠断断续续。
- 白天嗜睡或疲劳：这是该病的核心症状。
- 抑郁或焦虑：这可能是嗜睡症患者被误诊的最常见的原因。

- 虚弱：对一个原本健康的年轻女性来说，这是一个特别不寻常的症状。其实虚弱是她的猝倒症导致的，麻木和刺痛都是她在猝倒症发作时的感觉。

这些症状都被清清楚楚地列了出来，那到底为什么这些患者难以被确诊呢？在上面这个案例中，女性患者的年龄稍大，但其实所有孩子都有一些类似的症状线索。尽管他们的症状很明显，但下面这两个巨大的障碍往往会阻碍医生们做出正确的诊断：① 他们错误地认为这种疾病很罕见，所以他们根本就不会往这种疾病上想，或者即使他们发现了蛛丝马迹，也会觉得这不可能是罕见的嗜睡症；② 他们错误地认为，所有嗜睡症患者都会在街上走路时突然地、戏剧性地倒下睡着。（还记得“好莱坞猝倒症”吗？）

其实和其他疾病相比，嗜睡症并不罕见。每 2 000 人中就有一个人患有嗜睡症。我们来与其他疾病的患病率对比一下：

- 囊性纤维化：每 3 000 人中有 1 人。
- 2 型糖尿病：每 5 000 人中有 1 人。
- 帕金森病：每 7 692 人中有 1 人。

换句话说，在你认识的人中，肯定有人患有嗜睡症。我经常遇到儿科医生（更糟糕的是儿科睡眠专家）说：“我在临床上很少见到嗜睡症患者。”其实这是医生在婉转地说：“我不知道如何正确评估或诊断嗜睡症。”

由于这两个障碍，医生们通常不会往嗜睡症上去想（因为它是“罕见的”！），当他们碰到嗜睡症患者时，他们会因为寻找错误的症状而不能诊断出它（女士，你的孩子走在大街上的时候，有没有突然倒下的情况？没有吗？我明白了，那我觉得他应该是得了抑郁症）。幸运的是，随着时间的推移，医生们开始更多地考虑嗜睡症和多睡类疾病，即使他们不这样做，父母也会开始有相关疑问，最终带着自己的孩子去见睡眠专家。

你可能认为，一旦把你的孩子送到门上写着“睡眠医学会认证的睡眠专家”的办公室，就万事大吉了，但事实并非如此。据估计，只有不到 50% 的睡眠专家擅长诊断或治疗嗜睡症。50%！你能想象，如果 50% 的产科医生不擅长接生，那会是个什么情况吗？因此，即使你把孩子过度嗜睡的各种症状联系了起来，你找到的睡眠医生也有可能不知道如何正确地评估孩子的症状，来筛查和诊断嗜睡症。

即使你的孩子被确诊患有嗜睡症，许多医生也不知道怎么有效地治疗它。我见过很多被诊断为嗜睡症的患者，他们从未得到全面的治疗。对一些医生来说，这是因为他们不了解最新的治疗方案。对另一些医生来说，他们不擅长治疗这种疾病。不管是什么原因，最后承受痛苦的都是患者和家长。

嗜睡症的诊断在很大程度上是一个临床问题，取决于医生的提问和他从你和孩子那里收集到的病史信息。这些问题对于了解孩子的症状以及发病时间线都至关重要：他在课堂上就能睡着？这种状况持续多久了？他成长过程中的睡眠模式是怎样的？他的睡眠有什么不寻常的地方吗？他有没有发作过猝倒症？孩子的嗜睡情况有没有其他的原因？不难看出来，这方面的治疗经验越丰富，临床提问的技巧通常就越多。

医生如果怀疑你的孩子患有嗜睡症，可能会跟你探讨是不是要做一个特别的睡眠监测。与前面章节中提到的睡眠监测不同，这种特别的睡眠监测会包括一个额外的组成部分：多次入睡潜伏时间测试（multiple sleep latency test，MSLT）。虽然 MSLT 测试不能诊断嗜睡症，但是其测试结果可以帮临床医生整理诊断思路。

MSLT 测试一般是在普通睡眠监测后的第二天进行。你的孩子在前一天晚上开始做普通的睡眠监测，然后第二天早上被唤醒，继续监测。在他清醒了 2 个小时并吃了早餐后，测试人员会让你的孩子小睡一会儿。小睡之后，孩子被要求再保持清醒状态 2 个小时。在这 2 个小时结束后，测试人员又会让他小睡一会儿。这种模式将在一整天里重复几轮。在 10 个小时内孩子有 5 次小睡的机会，测试人员会观察孩子每次多久能睡着，在睡着的时候，脑电图里面有没有不寻常的快速眼动睡眠的迹象。如果睡眠监测发现以下几点信息，它就能够帮助医生诊断嗜睡症了：

1. 你的孩子几次入睡的平均时间是 8 分钟或更短。

2. 有证据表明，孩子至少有 2 次在小睡入睡时出现了快速眼动睡眠（如果你的孩子在晚上的睡眠监测中也在入睡时迅速进入了快速眼动睡眠阶段，那么他在白天的小睡中可能只需要一次快速眼动睡眠的出现）。

3. 孩子非常嗜睡，即使他在第 5 次小睡时没睡着（入睡时间会被记录为 20 分钟），其全部的平均入睡时间（称为平均睡眠潜伏时间）仍低于 8 分钟，而且孩子在前 4 次小睡中至少有 2 次已经出现了快速眼动睡眠。①

4. 孩子前 4 次小睡的入睡时间非常长，即使他在第 5 次用了 0 分钟就睡着了，那他的平均入睡时间也会超过 8 分钟，而且孩子在前 4 次小睡中都没有出现快速眼动睡眠，因此他不可能达到至少 2 次小睡出现快速眼动

① 在我的职业生涯中，第一次看到一个患者在 MLST 测试中得到的平均睡眠潜伏时间为 0 分钟。换句话说，她在所有 5 次小睡中都倒头就睡了。我认为这个患者在 3 次小睡后就可以结束她的测试了，因为即使第 4 次和第 5 次小睡的入睡时间达到了最长的 20 分钟，她的平均入睡时间仍然小于 8 分钟，她完全符合嗜睡症的诊断标准。注意：该患者在前 3 次小睡中都出现了快速眼动睡眠，所以这也符合标准。

睡眠的标准。

注意：在③④两种情况中，孩子只小睡了 4 次就可以结束 MLST 测试了。

重要的是你要明白，虽然这个测试可以帮助确诊嗜睡症，但无论结果如何，你都不能排除孩子患有嗜睡症的可能性。这一点非常重要。也就是说，如果你的孩子平均需要 2 分钟就能睡着，但只有 1 次入睡的时候出现了快速眼动睡眠，这并不意味着你的孩子没有嗜睡症。也可以这么想，如果一个孩子每天都出现好多次疑似癫痫的症状，一个 15 分钟的脑电波测试却显示正常，这个测试数据虽然不支持癫痫症的诊断，但并不能排除孩子患有癫痫症的可能性。而且这个测试也不意味着孩子多次在地上抽搐是正常的。很遗憾，许多睡眠专家并不了解这一概念。

在索菲这个案例中，她平均需要 2 分钟就睡着了。2 分钟！这绝对不正常！令人震惊的是，我见过很多孩子有这样不正常的 MLST 测试结果，但是其测试结果并不完全符合嗜睡症的诊断标准（或者完全符合了），然后他们的睡眠医生告诉他们测试结果一切正常，就让他们离开了。一个孩子头上粘着电线，不在自己家的床上睡觉，这样都能在 2 分钟内睡着，这怎么可能正常？在这种情况下，如果一位医生认为 MSLT 测试结果是正常的，那他需要解释一下孩子为什么会有异常的嗜睡症状！有时候医生可能需要重复做睡眠监测和 MSLT 测试，或者借助其他的诊断测试，以此来诊断孩子是否患有嗜睡症。

可惜 MSLT 测试是一个相当粗糙的测试，有大约 30% 的假阴性率，也就是说，它有 1/3 的概率会无法诊断出某人患有嗜睡症。这也是为什么你必须确保你的睡眠医生了解嗜睡症诊断的局限性。[①] 另外，基因测试和脊髓液测试也可以用来帮助诊断嗜睡症，但它们也有局限性，测试结果会不够具体。

治疗嗜睡症

以前，治疗嗜睡症的方法只有使用不同种类的药理兴奋剂，仅此而已。近年来，美国食品药品监督管理局批准了几种新的治疗方法，而且之后可能会有更多的治疗方法问世。

如果你的医生把这些都跟你讲了，也跟你讨论了我们可以使用的所有药物，那你就可以安心回家了。从现在开始，你需要采用团队协作的方式（家长—孩子—医生）为你的孩子选择一个治疗方案。虽然我有自己的偏好和风格，但我认为这些不属于本书的讲述范畴，因为我真的相信所有这些药物在嗜睡症治疗方面都有其潜在的价值。在治疗方面，我只想提供几个思考方向。

1. 你不一定要治疗嗜睡症本身。你的孩子已经和它打了很久的交道了，也许他可以继续过着有些嗜睡的生活，或者他可以每天进行一些有策略有计

---

① 这里有一个小故事。一个几乎要被学校开除的学生来找我，她有所有的嗜睡症症状，其睡眠监测结果都符合诊断标准。为了保持清醒，她经常会在下雨天去户外散步。见面后，我得知她之前的儿科睡眠医生并没有给她做出嗜睡症的诊断，我就给那位医生写了一封只有一行字的信："亲爱的 _____，如果这个患者没有嗜睡症，我就会在一个月内，把我的办公椅一块一块地吃下去。敬上，克里斯。"这位医生收到信后给我打电话说："我知道他有嗜睡症，但我不知道该怎么做。她的问题似乎只是白天的小睡无法帮她恢复精神。"希望这个故事能说明，即使是训练有素的睡眠医生有时也会被这个诊断吓跑。顺便说一下，这个学生现在已经大学毕业了，正在攻读生物学的研究生学位。

划的小睡，让他的身体机能保持正常。虽然我个人觉得，面对嗜睡症，白天小睡就像在房子着火后往火里倒杯水一样，可能有那么一丁点儿的作用吧。请记住，我们的目标是提高孩子的生活质量。想象一下，他和所有其他同龄孩子一起赛跑，当其他人都在光滑平整的跑道上奔跑时，你的孩子在跑道旁 15 厘米深的泥地里艰难奔跑。尽管看起来你的孩子处于劣势，但说不定他可以跟上别人的速度，甚至可能赢得比赛呢。如此，你想一想，如果他能在跑道上奔跑，那他得多厉害。

2. 虽然嗜睡症患者通常很愿意告诉你他们已经有所好转了，但他们却很难开口告诉你他们是正常的。作为一名治疗了无数嗜睡症患者的医生，当患者告诉我“非常感谢你，克里斯医生……你让我重获新生”时，我很容易就会掉进自我陶醉的陷阱里。几分钟后，我对他们进行睡眠评估时，发现我只是成功地将孩子的嗜睡程度从“极度嗜睡”改善到“非常嗜睡”的水平，这真是让我如坠冰窟。换句话说，孩子口中的“改善”仍然是非常糟糕的情况。当孩子告诉他的医生他已经好多了时，记住，“好多了”和“正常”可能相差甚远。你不要仅仅满足于“好多了”。

3. 有时候，你的孩子可能需要服用多种药物才能达到最好的状态，所以你不要满足于“更好”。大多数嗜睡症患者都无法只用一种药物治愈，我相信会有研究支持我的这个想法。孩子们应该有机会尝试各种不同的药物，目的是找出某种药物是否有帮助，如果有，这种药物的帮助是否足以带来全面的改变（不管是这个药物被单独使用，还是它与其他药物结合起来使用）。如果睡眠医生让你的孩子服用 10 毫克的哌甲酯，并且试图说服你这种疗法很不错，而你从孩子身上观察到的情况完全不是这样时，那我建议你采取更积极的疗法，或者寻求不同医生的意见。根据我的经验，大多数治疗效果良好的嗜睡症患者是这样服用药物的：

- 睡觉时服用羟丁酸钠。
- 醒来时使用替洛利生。
- 早上晚些时候和午餐时服用莫达非尼。
- 还可以在有需要的时候使用阿得拉（如需要参加足球比赛、深夜学习）。

4. 你要找到一个你和孩子都觉得可以好好沟通的睡眠专家。嗜睡症（或其他真正罕见的多睡类疾病，如克莱恩－莱文综合征）的治疗是一个漫长的过程，需要相当多的沟通。某种药物的效果如何？医生如何帮你孩子的学校了解嗜睡症的复杂情况？如果有更多的考试时间或者有更灵活的作业截止日期，你的孩子会不会取得更好的学习成绩？你的孩子是否应该住单人寝室？当你处理这些疑问时，你都需要和医生保持良好的沟通。

我们可能会觉得嗜睡症是一个可怕的诊断结果。我常跟我的患者说，诊断嗜睡症的唯一可怕之处在于没能诊断出嗜睡症——换句话说，孩子过着无止境的嗜睡生活，却从不知道这是一种可治疗的疾病。遗憾的是，我经常在大一些的孩子和成年人身上看到这种情况。如果有人早点发现这个问题，事情可能就会发生巨大的变化。

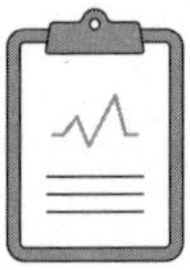

在进行了睡眠监测和 MSLT 测试后，索菲回来复诊。我问索菲，在 5 次小睡中，她有没有睡着。虽然我已经知道了答案，但我还是很想知道她觉得当时是什么情况。

“我觉得好像有一次我睡着了，我不太确定。”

这种不确定性很常见，许多嗜睡症患者对自己的睡眠情况都缺乏洞察力和感知力。

“你在所有的小睡中都睡着了，平均入睡时间只有 2 分钟。在 5 个小睡中，你有 3 次都做了梦。”

“啊，对，我记得。”她说，并大笑起来[1]。

索菲明确符合嗜睡症的诊断标准，我们立即开始治疗。幸运的是，她对药物的反应很好。她在几年后大学毕业了，给我寄来了一封长长的手写感谢信，并在信中附上了她的大学成绩单。在成绩单上，她注明了她治疗嗜睡症的各个步骤：当她被确诊时，当她开始使用第一种药物莫达菲尼时，当她添加了第二种药物羟丁酸钠时，她都是怎么治疗的。在这个过程中的每一步，你可以清楚地看到她的平均学分绩点从第一个学期的 2.973 提升至最后一个学期的 4.000。

虽然她知道，如果她能更早地得到诊断和治疗，她在大学的前两年就可以做得更好。但是，她对自己的现状感到非常满足和开心，并且对未来充满憧憬（这与她刚来见我时那充满疲惫感并想要休学的状态判若两人）。嗜睡症充斥我们的学校和社区，并不罕见。希望随着更多的人了解这种疾病，我们可以缩短这些孩子获得治疗所需的时间，帮助他们更茁壮地成长。

睡眠小贴士

1. 回答以下问题：

   你的孩子在家里或在学校是否有白天过度嗜睡的迹象？

   你的孩子是否总是心心念念地想要睡觉或者午休？

   你的孩子是否经常问你他是否能睡一会儿，或干脆自己跑去睡觉？

---

① 同样，一个人记得做梦但不认为自己睡着了，是嗜睡症患者经常表现出的自相矛盾之处。

你的孩子晚上的睡眠是否断断续续或异常紊乱？

你的孩子最近是否有不明原因的学业成绩下降？或者你的孩子是否被诊断出患有 ADHD？

你的孩子是否出现过周期性和短暂的口齿不清、虚弱、摇头晃脑、掉东西或意外摔倒的症状？

你的孩子是否接受过癫痫发作或昏厥的专业评估，但没有得到任何具体诊断？

2. 如果这里面任何一个问题的答案是肯定的，你就必须得考虑孩子患有嗜睡症的可能性，并去寻求专业帮助。

3. 嗜睡症的诊断被称为识别“伟大的伪装者”，因为它可以看起来像抑郁症、焦虑症、ADHD，以及其他一系列的疲劳症（如甲状腺病、营养缺乏、蜱虫病、维生素 D 缺乏症）。请提醒你的医生考虑嗜睡症，尤其是在对已确诊的疾病治疗无效的情况下。

第9章

昼夜节律问题

“妈妈早上好！
一会儿晚饭吃什么？”

经典案例

两位家长一起陪孩子来问诊，通常意味着两种糟糕的情况。第一种情况可能是他们已经离婚了，但都不想因为孩子的疾病问题而受到指责，所以通过在场来为自己辩护。第二种情况可能是他们的孩子在睡眠时间上确实出现了严重问题。我迅速瞥了一眼登记表，发现两位家长住在同一个地址，而且他们都戴着结婚戒指。

“费里斯，跟医生打个招呼吧？”爸爸提示道，费里斯给了我一个施舍的眼神。

“他睡不着，整夜不睡，总是对着电脑，这个问题我已经说了很多年了。”爸爸很抓狂。

“电脑是唯一能让我睡着的东西。”儿子反驳说。

在他们吵到“等我把那台电脑扔出去后，看看你会不会睡得更好”之前，我赶紧问道：“你今年上学迟到了多少次？”

“很多。”爸爸答道，妈妈也脱口而出：“46 次。”

截至目前，费里斯还没有跟我讲过话，反而是四下乱看，琢磨着是不是可以逃离这里，显然他并不关心这次问诊。

我们来看看他每天的生活。他一般在上午 10:00 到中午之间起床，然后去上课。他几乎每天都会迟到。他的父母怎么叫都叫不醒他，也就放弃了，毕竟他们自己也得赶上班时间。

费里斯没有动力学习，缺课很多，已经跟不上学习进度了。学校也已经在认真考虑他是否应该在家自学。不过他对这些都漠不关心。曾经的全 A 学生，如今可能无法顺利高中毕业。

“你晚上都在做什么？”

“他不是玩游戏就是看别人玩游戏，而且他总在该睡觉的时候玩游戏，玩那些战争游戏……射击别人的那种。”

“我跟你说过了，我睡不着！另一个医生说过是我的昼夜节律出了问题，不是我的错。”

“另一个医生”“昼夜节律”，此时，我大概知道在来我的诊所之前发生了什么。他们去见了另外一位睡眠医生并被要求进行睡眠监测，结果显示费里斯没有睡眠呼吸暂停，他需要一段时间才能入睡。在报告的底部，出现了一个可怕的词——昼夜节律紊乱。但是，该医生没有给出任何治疗建议。

“我看到你在几个月前做过睡眠监测。”

“对，但那个医生说他没有睡着。”

其实这不准确，他的总睡眠时间是 3 小时 28 分钟。他在凌晨 3:15 睡着，早上 7:00 醒来。但是我决定不在这个时刻和他们争辩。

“他说我有昼夜节律紊乱的问题。”

“好吧，”我接着问，“那他说要怎么解决这个问题？”

迎接我的是一片茫然的目光和不自在的身体挪动。

在我出生长大的美国南部地区，睡懒觉可不是什么好事儿，早早起床绝对会让你备受青睐。记得孩童时代去朋友家里过夜玩耍，我发现不同的家庭关于睡懒觉的规矩大相径庭。我父母能接受我是个夜猫子，也允许我周末晚点起床，可有些朋友的家长就要严厉很多。很快我就摸透了规律，知道应该接受谁的过夜派对邀请，也知道应该说服谁来我家过夜玩。

如果你问任何一个孩子关于睡眠的问题，你可能会发现他们更关注的是什么时候睡觉，而不是能睡几个小时。即使同样睡了 9 个小时，但貌似从凌晨 3:00 睡到中午，比从晚上 9:00 睡到早上 6:00，更能帮孩子恢复精力。为什么会这样？一个小时的睡眠不就是一个小时的睡眠吗？

答案是个大大的“不”。睡眠时机是一个令人难以置信的复杂现象，它会直接影响睡眠的质量和效率。家长了解它，不仅可以帮助你在孩子成长过程中创造更好的睡眠环境，还可以帮你解决一些相关的睡眠问题。孩子了解它，可以让他们在整个人生中为调整和优化睡眠做好准备。

什么是昼夜节律

在关于孩子睡眠的探讨中，生物钟的概念相对较新。从整个睡眠研究的历史来看，睡眠时机也是相当新的一个概念。

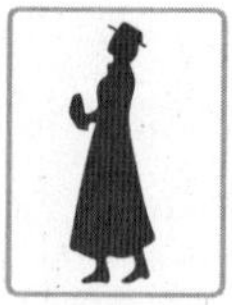

1834 年，罗伯特·麦克尼什（Robert Macnish）医生在他的《睡眠的哲学》(*The Philosophy of Sleep*）一书中提到了睡眠时机：

> 习惯早起的人的性格跟邋遢完全不搭边。他通常脸色红润，眼睛喜悦而平静，充满了活力。他头脑清晰，没有像懒汉那样浑浑噩噩的压抑感。一个按时起床的人，是可以获得健康和财富的；而那些把时间浪费在毫无必要的睡眠中的人，不仅不会获得任何东西，相反，他还有可能失去他即将拥有的那部分财富，社会地位也会一落千丈。

我们可以从他的表达中看出，没有早起迎接这一天的人是有问题的，他们无法像习惯早起的人那样享受各种成功。理查森的作品中也反映出同样的偏见：

> 一个孩子在知道任何其他习惯之前，可以一直保持晚上 6:00 睡觉、早上 6:00 起床的习惯。直到他长大了，他从其他孩子那里了解到，如果一个人哭闹着不睡觉，他就可以被允许一直熬夜。如果他也希望被允许这样做，那一个坏习惯就开始养成了，他会发脾气、吵闹，直到他的愿望被满足。

在过去的一个半世纪里，关于早起、晚睡之类的睡眠问题的研究并没有消失，不过近年来，科学家们开始将注意力转向了对睡眠时机问题的研究，试图了解到底是什么让像费里斯这样的青少年冲他的家人“发脾气和吵闹”[①]。

到目前为止，本书已经详细地讨论了睡眠需求问题，以及孩子需要的睡

① 看起来理查森对睡眠问题的研究很超前！

眠量为何因人而异的问题。我们也谈到了睡眠需求的遗传因素，以及这些基因特征如何影响短睡者和长睡者（以及介于两者之间的每个人）。这些都是关于睡眠时长的讨论。那么睡眠时机呢？其实它也受到基因的影响。我们先来了解一个相关概念：时间型。

大多数人都听说过夜猫子，也许你的孩子就是一个。我的女儿就是，她一直喜欢熬夜。说实话，我也是。到底为什么有些孩子似乎更喜欢在晚上保持清醒呢？

时间型是指个人的昼夜节律的时间。实际上，我们身体所做的一切都受生物节律的制约。如果你想看到它是如何运作的，那在接下来的几天里，你要每隔 30 分钟给你女儿量一次体温。你很有可能会看到这样一个非常一致的数据模型（见图 9-1）。

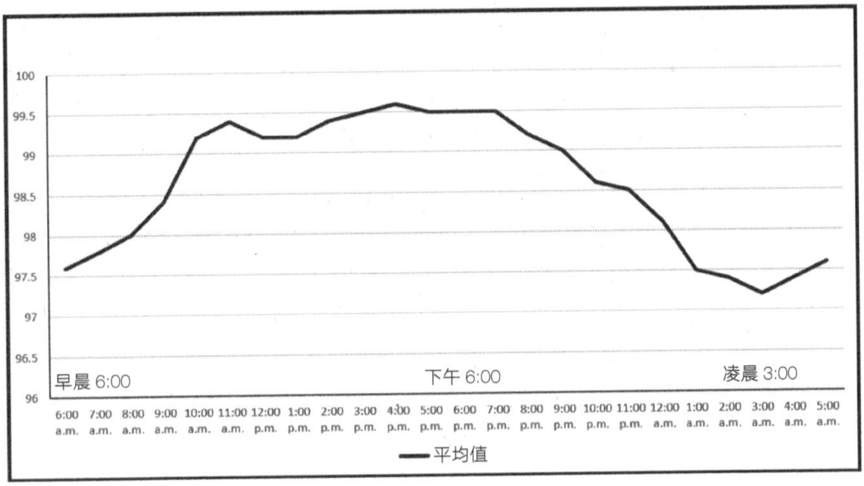

图 9-1　24 小时体温图（一）

我们在这里看到的是什么？这条实线显示了一个人在这 24 小时内（从左边的早上 6:00，到 24 小时后右边的早上 5:00）的体温波动。你会注意到，我们的体温往往在下午达到峰值，并在我们醒来的前几小时突然降到最低点（或者称为“天底”，我最喜欢的科学词汇之一）。

图 9-1 的奇妙之处在于，它的形状每天都保持不变。我们体温每天的升降都是一个可预测的模式，就像潮汐和日升日落都具有规律一样。

现在，如果我们把你女儿的一群朋友召集起来，在同一时间段内测量她们的体温，你觉得她们的测量结果会一致吗？不会完全一致。虽然她们 24 小时体温表的整体形状相似，但她们的图形更可能是这样的（见图 9-2）。

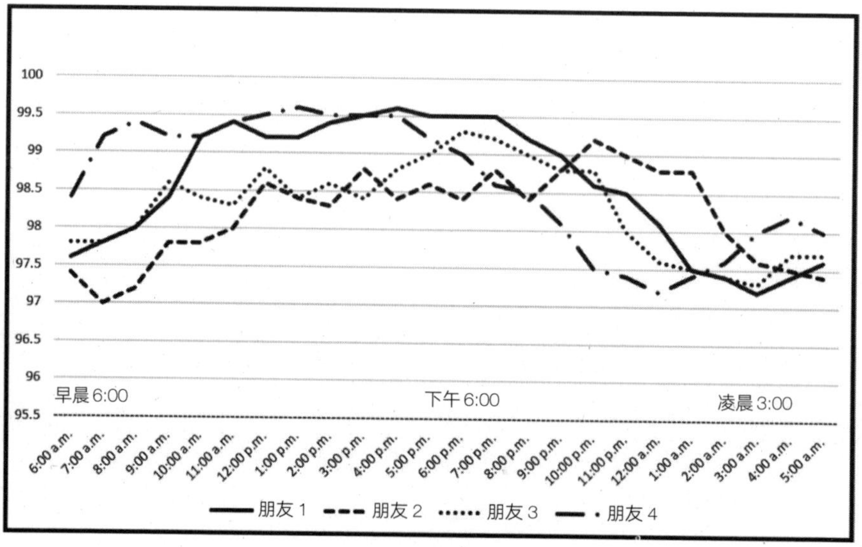

图 9-2　24 小时体温图（二）

你会看到每条曲线的大致形状都相同，但它们似乎在图 9-1 的基础上，朝左边或右边进行了移动。同样的生物模式，只是在上升和下降的时间点上略有不同——有的时间点晚一些，有的时间点早一些[1]。

我给你描绘一下晚上我家是什么样子。在客厅的角落里，我妻子盖着毯子在沙发上打瞌睡。在另一个角落里，我 16 岁的儿子只穿了条平底裤，央求我们让他再多玩一会儿，他说，如果他现在上床睡觉，他就不可能睡着，他在学校认识的同学都没有被迫这么早睡觉的，所以他觉得逼他这么早上床睡觉不公平。现在我们要把时间型这个概念和刚才看到的体温图在现实生活中应用起来了，我们可以把我妻子想成图 9-2 中那个体温早早下降的朋友（朋友 4），她的体温在晚上 8:00 左右就率先开始下降；再看看我儿子（朋友 2），图形中右侧曲线最高的那个。如果你从晚上 10:00 往后看，他的体温曲线在那个时候刚刚达到顶点（因此穿着平角裤的他异常清醒）。

如果我告诉你体温下降与嗜睡紧密相关，那么，时间型和昼夜节律就能对上了。我们中有些人是夜猫子，晚上精力旺盛，晚上 10:00 ～ 11:00 不会觉得困。夜猫子的时间型就是我们所说的相位延迟型，我们在图中可以清楚地看出来。他们的曲线下降得比较晚，换句话说，与基线相比，他们的下降是延迟的。

相反，我们中有些人是清晨型（有时被称为云雀型），他们的昼夜节律是提前的，也就是说他们的时间型是相位提前型。这些到底是什么意思？其实就是说，不同人大脑中的内部时钟有不同的设置。孩子的大脑拥有一个被称为“视交叉上核”的结构，它是大脑中计量时间的核心结构——也是昼夜节律的中枢。

---

① 在拿到一个体温计后，我绘制了我在 24 小时内的体温，它几乎完美地再现了这个图表的特点。

我们已经探讨了昼夜节律控制的一个身体功能——体温，但它只是昼夜节律控制的功能之一。从消化系统到荷尔蒙的合成，再到运动中的表现，以及骨髓中血细胞的生成，都受昼夜节律的控制。连鼻塞和哪条鼻道更容易呼吸的背后都有昼夜节律在发挥作用，不过当谈到昼夜节律时，大多数人最先想到的功能可能都是睡眠。

昼夜节律紊乱的症状

睡眠和我们的昼夜节律联系非常紧密。当提到孩子和学校开学时间的话题，或者孩子总是在周末睡懒觉的话题，或者孩子需要在早上 5:00 起床进行 3 个小时的游泳训练的话题时，我们可能就会想到昼夜节律紊乱的问题。昼夜节律紊乱可能会对睡眠产生严重影响，尤其容易影响到孩子的睡眠。我们需要了解孩子昼夜节律的独特功能，以及当这些节律被破坏时会发生什么。

在开始之前，我们先来谈谈一般的孩子。我说“一般”是因为任何情况都有例外。通常情况下，孩子往往比成年人，尤其是老年人，更容易表现出昼夜节律延迟的情况。孩子们总是想要熬夜，讨厌早起。他们的祖父母恰恰相反，他们早早就准备上床睡觉，然后在太阳出来之前就已经起床了。

在本章中，我会将大部分注意力集中在有昼夜节律延迟倾向的孩子身上（夜猫子型孩子）。因为跟昼夜节律延迟相关的疾病是孩子中最常见的昼夜节律紊乱问题。

我们来快速看一下昼夜节律紊乱都有哪些类别：

- 睡眠相位后移症候群（这些孩子是夜猫子型）。
- 睡眠相位前移症候群（这些孩子是早鸟型）。
- 不规律睡眠—觉醒期障碍（这些孩子通常表现出不规律的睡眠模式）。
- 非 24 小时睡眠觉醒障碍（这些孩子的睡眠时间表不遵从 24 小时的光周期）①。
- 轮班工作睡眠障碍（这指的是由不寻常的工作时间安排引起的睡眠紊乱，它在小孩子中不常见，但可能会出现在生活节奏异常的青少年群体中）。
- 倒时差睡眠障碍（这指的是跨越多个时区的旅行造成的睡眠障碍）。

因为本书的重点在孩子的睡眠问题上，所以我不打算冗长地陈述如何应对倒时差问题。如果你 8 岁的孩子是一个需要在全球飞来飞去的超级小网红，那么，首先，我该恭喜你；然后，有很多帮助成年人应对倒时差问题的资料可以用来借鉴。

回到我们的小夜猫子身上。因为孩子要上学，所以他们的睡眠难免会受到影响。我们已经在第 5 章中讨论过学校开课时间的问题，现在让我们再从孩子的昼夜节律的角度来看看这个问题。

我们之前列举了一些依靠昼夜节律进行计时的身体系统。生物学家和时间生物学领域的创始人之一于尔根·阿朔夫（Jürgen Aschoff）曾写道："一天中，无论我们是逐小时测量任何组织中分裂细胞的数量、排泄的尿量、对药物的反应，还是逐小时测量解决算术问题的准确性和速度，我们都会发现某个时间有一个最大值，另外一个时间有一个最小值。"智力和认知表现也

① 这几乎是一种让患者完全失明的疾病，因为患者缺乏典型的光线信号。如果你生活在加拿大北部或阿拉斯加等地，经常经历长时间的黑暗，那你可能也会出现这种情况。

不例外。就像我们可以测量体温在 24 小时内的起伏一样，我们也可以测量一个六年级学生的学习能力。猜一猜这个过程何时会达到顶峰？你的女儿在什么时候最有可能完成她的数学测验。对，在学校放学一个小时后，她的学习能力才是顶峰时期。

这个例子让我们了解到昼夜节律失调的症状是如何表现出来的。一般来说，这些症状都与时机不匹配有关。换句话说，如果你女儿在凌晨 3:00 被叫醒来完成一个数学测验，但她没考好，没有人会感到惊讶，因为她是在半夜里做算数的！我们都知道凌晨 3:00 不是一个理想的测试时间。此外，我们也普遍认为晚上 11:00 虽然稍稍好一些，但也不是理想的测试时间。基本上，我们都知道有适合测试的时间，也有不那么适合测试的时间。

因此，就像我们在一天中每 30 分钟测量一次体温那样，想象一下在 24 小时内绘制出“计算能力”的图表。我们会得出一个差不多的曲线，有时候我们对运算法则的记忆好一些（先乘除，后加减），有时候差一些。除了运算法则，我们可以把身体和大脑在一天中做的所有事情都用这样的方式一件一件描绘出来，我们会发现，在 24 小时里，这些事情都有类似的高潮和低谷。这其实就是昼夜一词的真正含义——一天或 24 小时。

在费里斯的这个案例中，我们可以得知，他的学业成绩表现是提示他存在昼夜节律紊乱的一条重大线索。事实上，在学业上或者社交上出问题是这种疾病诊断的核心。费里斯展示的另一条线索是他入睡和醒来时的困难程度，问题的原因还是一样，没有匹配到“正确”的时机。可以说，内部生物时钟与学校的时间表不匹配。

这些是这种疾病比较明显的外在迹象，还有一些不太明显的迹象则指向其他更难观察到的生物节律。情绪、能量、动机，甚至食欲的变化都是很明显的外在迹象。想象一下，你在凌晨 2:00 会有多饿，你能吃下一个汉堡包？而对一个在午夜时分想吃饭的青少年来说，有什么食物可供选择？

睡眠相位后移症候群并不罕见，7% ～ 16% 的孩子都受到它的影响，它在青少年中尤其常见。在那些来我诊所治疗失眠症的青少年中，大多数人失眠的主要原因或者次要原因其实都是这个疾病。40% 的患病孩子都有一个患同样疾病的家庭成员，遗传作用明显。这种疾病还更容易产生并发心理疾病的风险，如焦虑症、抑郁症，甚至 ADHD。

确定你孩子的时间型

作为家长，你需要对孩子的时间型有个基本的了解。就像你了解孩子需要的睡眠量一样，了解孩子的时间型也可以指导你的决策。鉴于时间型和昼夜节律紊乱的高度遗传倾向，你第一步要做的是看一下家谱。如果爸爸是一个夜猫子，觉得午夜 12:00 前上床入睡很困难，那么你的小儿子很可能也是一个夜猫子。

有没有办法可以更精确地确定我们孩子的时间型呢？如果你想科学地对待这个探索过程，而且你的孩子已经大到可以回答一些简单的问题，那你可以让孩子填写一些简单的问卷。最常用的问卷是清晨型—夜晚型问卷（MEQ），这个工具的缺点是它是为成年人做的，为了能适用于孩子，有研究人员对它进行了修改。另一个更简单的评估方法是使用没有计划安排的或“自由日”的睡眠时间中间点来确定孩子的时间型。也就是说，在周末或没有学校日程安排的晚上，你的孩子在上床睡觉和醒来之间的中间时间是什么？

我觉得对孩子最有用的测量工具是儿童时间型问卷。这个问卷是由瑞士苏黎世儿童发展中心主任奥斯卡·詹尼（Oskar Jenni）博士于 2009 年开发的。在这个包含 27 个问题的问卷中，父母要回答一些问题，以此来揭示孩子在“计划日”和“自由日”的睡眠倾向。他喜欢什么时候睡觉？他喜欢什么时候起床？他是如何醒来的？一旦父母回答了所有的问题，答案就会被赋一个分值。只要你把这些数值加起来，你就会得到一个早晚商数，商数的范围从 10（极端早）到 49（极端晚）。他们进一步将他们的研究对象细分如下：

- 清晨型：10 ～ 23 分。
- 中间型：24 ～ 32 分。
- 夜晚型：33 ～ 49 分。

这个数字，或任何关于时间型的评估，都是一个关键信息。它不仅可以让你看到孩子在时间型谱系上处在什么位置，而且在你与学校、医生或其他与孩子有关的人打交道时，也会非常有用。那么，在这个问卷中得分很高（或很低）是否意味着孩子目前有问题？不一定。一个孩子得了 40 分，这清楚地表明他有昼夜节律延迟的倾向，但这并不意味着他现在就有睡眠相位后移障碍。不过，即使这个孩子目前一切正常，这个数字还是提示他未来可能会有患此病的风险。如果你怀疑你的孩子有昼夜节律紊乱问题，那这个数字可以帮你向学校或医疗人员提供更客观的数据。温馨提醒，你可能得向对方解释什么是时间型。

关于时间型评估的最后一点说明：它通常不是一个静态的数字，而是一个会随着时间的推移而改变的数字，情况可能变得更好，也可能变得更糟糕。一个轻度夜猫子现在没问题，并不代表一年后他的情况不会恶化。相反，通过本章后面列出的一些治疗策略，你可能会发现，随着时间的推移，孩子夜间倾向的极端性会减弱，而衡量治疗成功与否的重要途径就是对时间型的评估。

如何应对昼夜节律紊乱

大家常常弄不清楚昼夜节律紊乱问题，即使是负责下诊断的医生也不能幸免。在我的经验中，睡眠医生经常用这个名称来给孩子“贴标签”，但却不会给出后续治疗方案。他们只是耸耸肩说：“你的孩子自愿熬夜，我们无计可施。”然后让孩子和家长带着这种类似于绝症的诊断离开医生诊疗室。我见过一个病人，当时的睡眠医生建议孩子居家上学，貌似这是最好的解决方案。

对于昼夜节律紊乱，我们可以采取的干预措施有很多种。不过治疗是否成功，取决于一个非常简单的因素——动机。如果孩子居家上学并随时可以接触电子游戏的想法是孩子接受治疗的动机，那么这样的治疗将是一个很大的挑战。针对大一点孩子的家长，我经常这么问：“如果你的房子着火了，那么你的孩子会在大火中丧生，还是可以自救？”尽管这个问题涉及死亡话题，但它触及了问题的核心——动机。他们早上能爬起来去上学吗？不能，这就是孩子在这里看医生的原因。那他们能爬起来参加棒球比赛或其他有趣的活动吗？答案往往是肯定的。

我常开玩笑说：“如果我不能解决一个孩子的睡眠问题，军队的教官可以，他们通常在一个星期内就能成功解决问题。”当我这么说的时候，我在传递两个信息。第一个信息是给孩子的：总有一些人会不遗余力地在早上把你从床上揪起来。另一个信息是给父母的：你们更需要向那些人学习。

我通常不喜欢指责谁，但在这里，我要看看，谁该负责让孩子早上醒来去上学？如果你的回答是“孩子”，我接受。毕竟如果他不去上学，不好好学习，不能考上大学，那他毁掉的是他自己的未来。他应该有动力在早上爬起来去上学。然而，费里斯还是个孩子，所以我认为他的父母得承担一部分责任。我能理解他们的工作很重要，准时上班也很重要，但帮助他们的儿子不旷课也很重要。

你还记得之前我说我是个夜猫子吗？其实我一直都喜欢晚上熬夜，现在也是，但生活、工作和家庭都会让我收敛自己的夜猫子行为。我上学的时候，还有另外一个人抑制了我的夜猫子行为，他的名字叫比尔·温特（Bill Winter），他是我的父亲。在那个还用鞋子皮革做橄榄球头盔的时代，他在马歇尔大学打后卫。

当我看到像费里斯这样的孩子时，我经常会想起他。

“我们去他的房间叫他起床，但他让我们出去，说他太累了不能去上学。他还说他睡得太晚，现在必须得继续睡。”

我把自己想象成一个15岁的孩子，在父亲上班前叫我起床时对他说出这番话：“爸，走开，我太累了！我需要……”

我确信他会用他那温柔的双手把我从床上抱起来，把穿着平底裤的我塞进他的车里，然后一路开到格伦瓦高中的大门口。我父亲像其他人一样，在他的生活中也有过很多挣扎，但是让他的孩子早上爬起来去上学绝不在其中。也就是说，如果孩子自己不积极参与这个问题的解决，特别是当这个孩子比你高大健壮的时候，那叫他起床这件事可能会难上加难。

我们在什么情况下会认为，睡眠延迟的倾向已经达到临床标准，可以被确诊为睡眠相位后移症候群呢？一般来说，我们会根据以下标准来做诊断：

- 你孩子的入睡时间是否比同年龄段孩子的正常入睡时间延迟了2个小

时以上？
- 这个问题是否已持续了 3 个月以上？
- 这种延迟是否造成了严重的社交或学业困难？

与本书中的大多数疾病一样，“2 个小时”和“3 个月”的标准只是一个参照，而不是必须满足的标准。一个学生的整个学期可以在一两个月内毁于一旦，所以你不需要等到问题出现了 3 个月之后再采取行动。

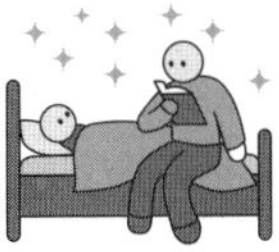

治疗昼夜节律紊乱的第一步是，你必须态度和蔼但强硬。众所周知，一些患有这种病症的孩子对解决这个问题不感兴趣。他们会老练地利用父母对孩子的同情心来逃避这个问题。当听到自己的孩子整夜在房间里走来走去睡不着时，父母自然会产生同情心。清晨来临时，虽然他只睡了一小会儿，但你得把他叫醒去上学，你会觉得自己既不和蔼，也没有同情心，或者觉得这对孩子的身体不健康。然而，这是必须要坚持的。你还记得之前我在书中说过一致的起床时间非常重要吗？

我们可以这么想——你是在和他的大脑对战。他叛逆的大脑觉得中午醒来既悠闲又美好。你得下定决心向孩子的大脑传达这样一个信息：无论这个大脑决定晚上什么时间上床睡觉，它每天早上的起床时间必须固定在 7:00，然后准备去上学[①]。孩子肯定会反抗。此时，你一定要坚定。闹钟一响，孩子就必须起床，这没得商量。

治疗昼夜节律紊乱的第一步是坚持遵循睡眠时间表，这与治疗身体创伤类似——用手捂住伤口并止血。患有睡眠相位后移症候群的孩子可以从小的

① 周末的时间也是一样！

改变做起，逐渐加强，以此消除“理想时间”和“他们的时间”脱节的问题。希望你读到这里时想的是：太幸运了，我可爱的小宝宝没有睡眠相位后移症候群。通过了解这些知识，你可能会注意到，随着孩子逐渐长大，他开始在周末睡得越来越晚。也许他真的喜欢在假期里熬夜和睡懒觉。了解这种睡眠障碍以及这一过程是如何形成的，可以帮助你在这一问题失控前就开始着手解决问题。这里介绍一个我岳母对我妻子使用过的策略。她每天早上 7:00 定时用吸尘器吸尘，包括孩子的卧室。我妻子的生物钟让她习惯早起，她笃定地说这是因为她小时候不被允许睡懒觉。我觉得还真有这个可能。

一旦睡眠时间表的执行情况稳定了，就该开始改善睡眠时间错位的情况了。如果你能想办法让自己的孩子有一份朝九晚五的工作，再让他照顾一对双胞胎宝宝，那你很快就能把问题解决了。否则，你就得使用另外一种常见的方法，即逐渐提前上床时间和起床时间，每 1 ～ 2 天提前 15 分钟。这没有商量的余地，而且在上床时间到之前，你不能允许孩子打盹儿。

对于一些极端的情况，比如你的孩子一直是在快到要起床的时间才睡着，那你可以考虑使用按序延迟睡眠时间表的方法。换句话说，你可以往推迟时间表的方向使劲，让你的孩子逐渐晚睡（反正这是他想做的），这样可以加快情况改善的进度。你可以每晚都把上床时间和起床时间推迟 2 ～ 3 个小时，随着时间流转，上床时间和起床时间达到了你设置的理想睡觉时间。例如，一个孩子的入睡时间为早上 4:00，那他会在早上 6:00、早上 8:00、上午 10:00、中午 12:00、下午 2:00、下午 4:00、下午 6:00、晚上 8:00 上床睡觉，9 天后，他便到达了你设置的理想的入睡时间，即晚上 10:00。当然，下午 2:00 的睡觉时间会与上学时间发生冲突，所以这种方法的缺点就是暂时性的不寻常作息。我还想提醒大家，你们不要让孩子在这段调整期内自己开车外出。

制作一个调整上床时间和起床时间的图表，不仅可以帮孩子解决这个问题，还能让父母和孩子一起看到整个过程的进展。我喜欢使用简单的色块类时间表。

一旦你达成了目标，即得到了理想的睡眠时间表，你就要开始维持这个时间表的运作了。这真的需要所有人一起努力确保孩子在理想的睡眠时间之外都处于清醒状态。在他做作业的时候，你需要查看一下，确保他没有在打盹儿。同样，你要努力清除夜晚之外的所有其他睡眠机会。

除了发布“无情”的午睡禁令，你还有很多工作要做。我们之前强调了在孩子醒来时大脑中发生的变化。在这种情况下，我们希望这些变化能被放大。使用日光或光照疗法，可以帮我们操纵昼夜模式，稳定睡眠周期。光照疗法长期以来被用于治疗情绪障碍（如季节性情感障碍），但最近几年开始更多地用于改善睡眠模式。当你的孩子在早晨被唤醒时，他的房间里需要立刻充满光照。如果在他清晨醒来的时候，外面漆黑，我们就得想办法补救了。你可以考虑购买一个灯箱，让他一醒来就暴露在灯箱的灯光中。有一些光闹钟可以逐渐调亮室内的光线，这就像是在孩子的床头设置了风景如画的日出场景，这些闹钟让孩子沐浴在明亮的光线中，帮助他清醒。尤其是在周末，一旦你的孩子醒了，你千万不要让他跑到黑暗的影音室里开始舒适地看电视剧。

早餐也不是可有可无的。请记住，对你孩子的大脑而言，早早地醒来（也许比他过去习惯的起床时间早了好几个小时）很可能会让它没什么食欲。想一想，如果你在凌晨 3:00 被叫醒，然后一个水煮蛋和一份培根被端到你眼前，你会有什么感觉？你可以跟孩子进行协商，哪怕他只是吃几块苏打饼干，也会向他的大脑发送信号——现在是早晨了，该吃东西了。为了提高光照强度，你可以考虑让孩子在室外阳光充足的地方喝橙汁吃苏打饼干。

闹钟一响，你就尽快让孩子开始活动。他不能只是简单地从在床上躺着变成到沙发上继续静坐不动。你要让孩子到外面去，去遛狗，骑自行车或打篮球。如果你的孩子还小，那你把他放进婴儿车里，然后推出去慢跑。早上起床后先做运动，对晚上的睡眠有着不可思议的好处！[①]

凉爽的卧室（室温约 18℃）最适合睡觉，所以你要在孩子上床前降低温度。在他的睡眠结束后，你可以考虑让孩子的身体变得暖和起来。你可以回想一下前文中的那些体温变化曲线，当孩子有一个好的睡眠时间表时，她的身体温度在起床前几个小时就开始上升。我们希望她醒来后能继续保持这种体温上升的趋势。如前文所述，运动可以完成这一任务。你也可以让孩子移动到房子里比较暖和的地方，或者调高室温，如果外面温暖，你也可以让孩子去外面。有一些设备，如智能床垫，它不仅可以冷却或加热，而且还可以定时，你可以在孩子醒来之前开始慢慢加热床垫，让孩子更容易清醒过来。

这个计划听起来应该不陌生。你回想一下本书前面的章节，便不难发现在孩子年纪小的时候更容易培养健康的昼夜节律和睡眠时间。婴儿的大脑可塑性极强。小时候建立的良好习惯可以让孩子长大后更容易治疗昼夜节律的问题。

目前，还没有美国食品药品监督管理局批准的药物来治疗孩子的昼夜节律紊乱问题。尽管如此，你孩子的睡眠专家还是可能会考虑使用一些药物。

请记住，如果您的孩子接受这些改变的速度很慢，或者完全拒绝这样做

---

① 还记得前面提示的军队的例子吗？想想士兵每天是如何开始一天的。他们早上做的第一件事就是在外面进行体能训练。这绝对是调整昼夜节律的最好方法。

（如她坚持要午睡，不愿意外出运动），那她可能不只是存在昼夜节律紊乱的问题。慢性疲劳、单核细胞增多症、蜱虫病和其他一些诊断标准模糊的疾病都可能会影响治疗的方向和成功率。

费里斯的父母开始着手干预了。妈妈开始积极地研究他的时间型（令人惊讶的是，他在儿童时间型问卷上只得了 31 分）并开始使用新的睡眠时间表。爸爸则得到了许可，可以用任何手段叫他起床，我不确定费里斯是否知道把他叫醒的到底是什么东西。我们一致认为，让费里斯逐步推迟他的时间表比慢慢提前他的时间表要容易得多。如果这样做能有效果，多旷几天课又算得了什么？

图 9-3 显示了费里斯在调整睡眠时间表的 27 天里的睡眠情况。每一横行表示一天，黑框表示睡着的时间。在几个星期内，费里斯的睡眠走上了正轨，并且他做得比预期的要好。在这段时间内，他的情绪不是很好。他急躁、易怒，但愿意参与。他妈妈解释说："他不傻，他知道未来两年的学习成绩很重要，他想要好好干。"

干预措施是从第 10 天开始的[①]。从周一晚上开始，他的睡觉时间逐渐推迟，通常每次推迟 2 个小时。虽然他在父母开始干预的第一周基本上无法离开家（他父亲那周也没有去工作，这样就能在家里照看他），但这一过程进行得又快又有效。费里斯能够遵守这个时间表，而且随着时间的推移，他越来越喜欢这个时间表和这种感觉。他后来确实考上了大学，而且据说他想成为一名教师。

① 费里斯说他需要一周的时间来准备。

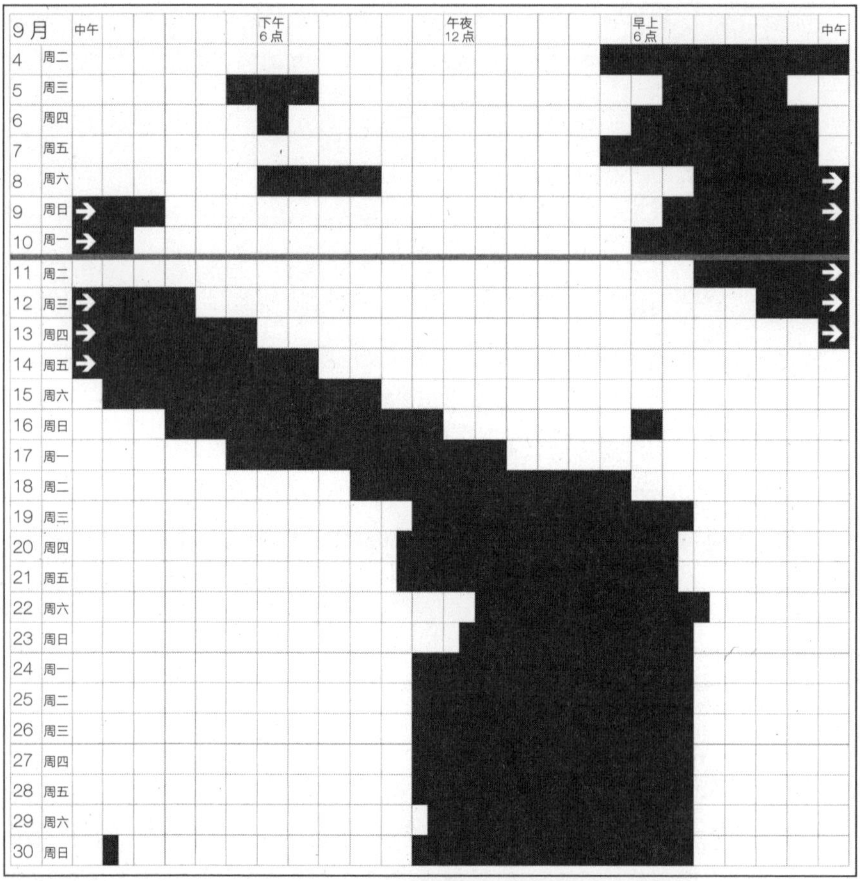

图 9-3　费里斯睡眠时间调整

睡眠小贴士

1. 睡眠时机和睡眠量一样重要，而且往往是孩子睡眠问题的基础。
2. 大多数孩子天生就容易出现与昼夜节律延迟有关的问题，这些问题让他们晚上难以按时入睡，早晨难以按时起床。

3. 这些睡眠障碍很常见，会对孩子的学习成绩和社交活动产生负面影响。
4. 父母和孩子需要付出一些努力，并积极配合治疗才能解决这些障碍。

第 10 章 The Rested Child

噩梦，夜惊症，梦游，说梦话，睡眠进食症

比《主妇真人秀》更具戏剧性的夜晚尖叫！

经典案例

杰米是弗吉尼亚大学的大一新生。她的父母从俄亥俄州托莱多市的家开车出发，带着她一路开了近 9 个小时，来到弗吉尼亚州的夏洛茨维尔市，帮她搬进大学宿舍。在所有东西都安置妥当，床铺铺好，室友们介绍完毕之后，杰米的爸妈泪眼汪汪万分不舍地离开了，开始了返回俄亥俄州的漫长车程。

在杰米开学大约一周后，她的父母在凌晨 3:00 左右接到一个电话。

"嗨，爸爸，我是杰米。你能来接我吗？"杰米的声音听起来很平静、很清晰，而且很认真。

"杰米，现在是凌晨 3:00，我们远在托莱多。你出了什么事情吗？你为什么需要我们来接你？"她父亲问道，声音里开始带着一丝惊慌。

"我只是转了一圈，就不知道该往哪边走了，不过没关系，我会想办法的，再见。"她挂断了电话。杰米父亲立即回拨了这个号码，但没有回应，而且这不

是杰米的号码。

大约一个小时后，学校保安发现一名略显困惑的女学生正试图在电话亭打电话。她赤着脚，只穿了一条小短裤和一件背心。她似乎不记得自己的名字，也不确定自己住在哪里。她没有携带任何能证明身份的东西。通过耐心的询问和推理，他们最终弄清楚了她住在哪间宿舍，并将她带了回去。值得注意的是，当时学校保安没有质疑她是否有醉酒行为，也没有要求她进行任何医学检查。

事件发生后的第二天，当宿舍管理员问她情况时，她对当时发生的情况没有任何印象。宿舍管理员联系了她的父亲，并在我的诊所为她预约了问诊，不过她们也不确定需要我具体评估些什么①。她们只是在预约表格中填写了“思维紊乱”这个词。

杰米的思绪一点也不紊乱。她很聪明，积极配合，而且似乎很想弄清楚人们所谈论的但她却不记得的事件的根源。因为她不记得了，所以我提出了要和她父母沟通的想法。她同意之后，我就给她父母打了电话。当她父亲接了电话并知道了我是谁后，他就直接问我杰米是否又梦游了。

“又？”我问，“她以前也这样过吗？”

“当然。自从她学会了走路，她每周至少梦游一次。”

睡眠本应是一段平和、安静的恢复体力的过程，但是很多人的感受并不是这样的。几个世纪以来，文学艺术将夜晚的恐怖浪漫化了，让我们瞥见了各种恐怖的噩梦。然而，对那些患有这些睡眠障碍的人来说，现实可跟浪漫完全不沾边。如果你的孩子有这方面的问题，那作为父母，你们可能一整晚都得小心翼翼的，害怕孩子是否会做出什么让人担心的举动。

---

① 当没有人知道患者到底是怎么回事儿时，“把他们送到神经科医生那里”是一个常见的做法。

异睡症

异睡症是一系列的睡眠障碍，包括发生在睡眠不同阶段，特别是在睡眠—觉醒过渡期间的看似有目的的行为或事件。一般来说，它们有这样几个特征：

- 行为的性质，如走路、说话、吃东西。
- 行为的时间，如在梦中、在深度睡眠中。
- 孩子对该事件的记忆和洞察力。因为孩子对这些障碍的发作可能没有印象，所以这些异睡症通常都未被及时发现。

这里有一个坏消息和一个好消息。坏消息是大约 50% 的孩子都会出现某种形式的异睡症，因为这些障碍是孩子常见的睡眠障碍。好消息是这些障碍往往不会持续到成年期，大概只有 4% 的孩子会在进入青春期后仍继续存在异睡症。

说梦话 / 梦呓

我们可以先从说梦话开始探讨，因为这是最常见的一种异睡症——正因为太常见了，很多睡眠研究者都认为，如果孩子只是偶尔说梦话，那么这可以被看作正常睡眠的一个部分。说梦话一般发生在睡眠的前半夜，也就是深度睡眠最多的时候。有时它发生得如此之快，以至于你认为孩子可能只是在房间里唱歌，或与兄弟姐妹争吵，或自言自语。如果说梦话发生在深度睡眠阶段，孩子说的话往往杂乱无章，难以理解。如果说梦话发生在做梦期间，也就是后半夜，那就很不一样了，做梦时说的梦话往往更通顺更容易理解，而且孩子第二天通常会有印象。

虽然男孩女孩都会说梦话，但是这个行为在男孩中更常见。一般来说，所有类型的异睡，都会随着时间的推移而减少，大多数在 13 岁前就会完全消失或者几乎消失。但是说梦话这个症状是个例外。有时候，这个症状会持续到成年后，而在少数情况下，孩子进入青春期或成年后才开始出现说梦话的症状。如果孩子出现了这种症状，或者说梦话的频率或强度不断增加，那他可能需要更积极的干预措施。

大家通常会把孩子说梦话与他们的情绪或家里发生的事情联系起来。我能理解为什么人们会把睡梦中的尖叫和不安的情绪联系起来。虽然潜在的焦虑和说梦话之间有关联，但是没有证据表明它们之间是因果关系。换句话说，虽然这两者似乎会同时存在于孩子的睡眠中，但是没有证据表明焦虑会导致说梦话。不愉快的事件与说梦话之间也没有必然联系。所以，你跟你儿子关于他玩游戏的争吵，或者你女儿对英语考试的忧虑，并不会增加他们说梦话的发生概率。

是否要解决说梦话的问题，完全由父母来决定。如果它没有影响到孩子的健康和幸福感，也没有给其他家庭成员带来困扰，那你完全可以不处理它，只需继续观察它的变化。如果它让孩子变得具有破坏性、暴力性，引发了一些社交场合的尴尬情况，或你担心孩子的身体可能有其他隐患，那你可以考虑去找一位睡眠专家咨询一下。

梦游症

我们从常见的说梦话转向另一种异睡症——梦游症。这些行为来自深度睡眠中突然但不完全的觉醒状态。梦游者的行动和行为通常是不合常理的，而且他们在事后对于梦游行为的记忆，要么不完整，要么为零。不记得晚上睡眠中发生的特定事件，是孩子梦游时的一个重要特征。随着孩子渐渐长大、发育成熟，他们可能开始对昨晚“发生的事情”有模糊和不完整的记忆。

多达17%的孩子会梦游，绝大多数孩子会在成年之前恢复正常。2%～4%的成年人有梦游症，而其中绝大多数人在小时候就有梦游现象了。如果一个成年人从来没有过梦游的历史，但是他突然开始梦游，那很不寻常，应该引起警觉。梦游似乎有很高的家族遗传性。梦游症患者的孩子患梦游症的概率是其他孩子的10倍。当我接待有梦游症的孩子时，我问的第一个问题就是他的亲生父母是否也梦游。

梦游通常发生在前半夜或睡眠的前三分之一段时间。与说梦话一样，这些行为通常在刚入睡的时候发生，这可能会让父母以为孩子还没睡，在走来走去故意拖延上床睡觉的时间。

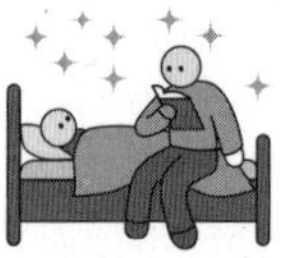

治疗梦游症是很困难的，但我们还是可以采取一些治疗措施。

我觉得有必要先强调一下，像梦游这样的异睡症发生的一个常见原因是服用了安眠药，尤其是安必恩。在这样一本关于孩子睡眠的书中，安眠药的服用应该是一个罕见的原因，但现在医生们经常给孩子开各种药物，而且在处方药之外，孩子还有可能接触到家里的其他药物。我们得注意各种情况。

在任何治疗开始之前，最重要的是你要立即采取措施确保孩子的安全。想要找到梦游的根本原因，以及制订最佳治疗方案，都是需要时间的。安全第一，所以在治疗过程中，你需要采取措施确保孩子在卧室里是安全的。

首先，你要看一下孩子房间的位置。理想情况下，孩子的卧室应该位于一楼，这样，当他在梦游中爬出窗户或在楼梯上被绊倒时，会尽可能减少跌倒摔伤的风险。更重要的事情是，虽然你要确保所有的窗户都关上了，但是千万不要彻底锁上窗户或使其无法打开，否则在火灾发生或其他紧急情况下，可能会造成可怕的后果。在这一点上，你要记住，永远不要把孩子锁在房间里或以任何方式束缚住他，因为这可能会导致孩子在紧急情况下无法逃离房间，或增加被勒死的风险。

你需要确保孩子始终穿着睡衣睡觉，而不是裸睡。如果你怀疑孩子晚上可能会过热或过冷，那你应该采取适当的措施以确保他们睡觉时穿的衣服不会加剧这些冷热问题，因为这可能是梦游的触发因素。尽管有些家长觉得睡上铺会增加孩子晚上爬下床的难度，对阻止梦游有帮助，但我不赞成这种做法。我曾经接诊过一个学生患者，他晚上从上铺跳下来，结果脑袋撞到床头柜上造成了硬脑膜下血肿，所以你一定要谨慎考虑这个睡上下铺的方案。如果孩子在晚上梦游时想离开上铺，他们总能找到办法，甚至可能会用一种危险的方式离开！

关于如何处理孩子的梦游问题，外界流传着很多糟糕的建议。“不要叫醒他们！他们会被吓坏的！”或者：“不要直视梦游者的眼睛，否则你会变成石头。”流言满天飞，你要记住的是：如果你碰到一个孩子在梦游，你要放轻松，尽量用认真的乃至无聊的语气配合孩子的情况，努力缓解他的困惑、沮丧、烦躁或恐惧，同时慢慢引导他回到床上。

“没事的……你在家里，很安全。让我们把你带回床上去。”

“但是，嗯，我的毛在蜂巢里……”①

---

① 混乱的言语和逻辑。

"是的，我知道，没关系。我跟所有人都确认过了，他们对现在这种情况都非常满意。我们早上再一起想办法解决这个问题吧。现在一切都很好，你只是需要休息，一切都在我们的控制之中。"

使用这种伪绝地控心术[①]时，你可能会碰到一个例外，即你的孩子在梦游中试图离开家或做一些可能对自己或他人造成身体伤害的事情。在这种情况下，你就有必要采取一些措施来控制住他的身体了。在整个过程中，我们都应该安静地重复"我把你带回床上去吧"这一建议。

一旦安全措施到位了，你就可以开始找孩子会梦游的原因了。你可能锁定了几个因素，需要你的临床医生去排除一下这几个因素。在寻找病因和采取治疗方案之前，你需要先把孩子的梦游情况记录下来。这个记录不需要太详细，过多的细节只会让临床医生感到更困惑，而且随着时间的推移，额外的工作量也会削弱你对继续记录孩子梦游情况的热情。

我的建议是做一个信息记录表，如表 10-1 所示。

在这个记录中，空白表明父母在那天没有注意到孩子是否有梦游的情况。"1"是可能听到一些说话声，"2"是确定孩子在房间里活动了，"3"是孩子做了一些很严重或令人担忧的事情（如梦游情况多次发作、尖叫，或下表所示的试图离开卧室或房间）。

表 10-1 周一至周日孩子梦游情况记录表

周一	周二	周三	周四	周五	周六	周日
		2		2	1	

① 绝地控心术是星球大战里绝地武士的技能之一。

续表

周一	周二	周三	周四	周五	周六	周日
					3（试图离开房间）	2
	1			2		2
					2	1
1						2

这个记录的重点是简洁易读。我可以清楚地看到，在这个月的 31 个夜晚中，孩子有 12 个夜晚出现了异常行为（39% 的发生概率）。在有异常行为的晚上，梦游行为的“严重程度得分”平均为 1.75。所有夜晚梦游行为的“严重程度得分”平均为 0.7（假设空白格的分值为 0）。我可以看到，在此期间，患者有 2 次连续 5 个晚上都没有被观察到梦游症发作。我还注意到，这些症状的发作似乎集中在周末，12次中有10次发生在周五至周日①。这样的记录不仅能帮助我们了解梦游行为的基线频率、模式和严重性，而且对监测治疗的成败至关重要。从每周发作 6 次到每周发作 4 次其实是一个很大的进步，但有时我们感觉不到。对你孩子的梦游情况有一个更客观的了解总是有帮助的。

梦游的原因

在寻找梦游的原因时，你还要注意梦游发作的时机问题。你的孩子是一直都有梦游问题，还是最近才出现这个问题？你的孩子是从小就一直有这个

① 这个记录是根据一个真实患者的记录改编的，他在周末和接近周末的时候会出现更多的症状，这主要因为，他会在周末熬夜，出现睡眠不足的情况，而熬夜会让他在周末晚上很难入睡。

问题，还是这个问题消失了一段时间后又重新出现了？你要带着这些你观察到的特征去研究背后的病因。

首先，你需要认真研究一下这个问题的遗传因素。孩子的同胞兄弟姐妹是否也有过梦游问题？你和你的伴侣呢？孩子的祖父母呢？了解家族遗传史和其他家庭成员梦游的临床过程对你解决孩子的梦游问题会很有帮助。

环境压力与梦游确实有关联，即使严重的心理疾病（如重度抑郁症、焦虑症、双相情绪障碍）或重大的心理压力与梦游之间的联系并不紧密。在睡前，降低孩子的心理压力，避免孩子接触电视或其他媒体上的负面信息并努力创造平和的睡前环境，会有助于缓解梦游的发作情况。

睡眠不足也是一个常见的梦游触发因素。通常只要将睡眠时间增加15～30分钟（你最好让孩子提前15～30分钟上床睡觉，而不是让他多睡15～30分钟）就可以明显减少梦游的发生。

一些证据表明，睡前的体温上升（发烧或睡前的夜间活动）可能诱发梦游症。为孩子创造一个更凉爽的睡眠环境会对问题的缓解有帮助。研究表明，夜间服用对乙酰氨基酚可以让体温下降，这样能减少梦游的发作频率。对乙酰氨基酚可能会使正常人的体温下降0.1℃～0.4℃摄氏度，因此即使孩子没发烧，服用这种药物也会对他有帮助。不过长期服用对乙酰氨基酚会影响肝脏和肾脏的健康，所以在让孩子服用任何药物之前，你要咨询孩子的主治医生或睡眠专家。

有些药物可能会诱发梦游，这些药物包括：

- 苯二氮平类药物（如安定、氯硝西泮等）。

- 羟丁酸钠。
- 唑吡坦类药物（如安必恩等）。
- 五羟色胺再摄取抑制剂（如氟西汀、帕罗西汀、左洛安等）。

如果你的孩子服用上述任何一种药物，或者你觉得孩子开始梦游的时间与孩子开始服用这些药物的时间一致，请立即联系医生。

癫痫和发作性疾病有时会表现为夜间的梦游或刻板行为（重复和异常的行为）[①]。这种时候，你可以考虑找神经科医生或癫痫科医生对孩子的行为进行评估并做脑电图检查。

一些其他睡眠障碍也常常会引发梦游行为。如果打鼾、胃食管反流病、周期性肢体运动、磨牙等病症能得到解决，梦游行为往往也就随之消失了。对这些疾病的评估可能需要进行正式的睡眠检测。

一些患有多重人格障碍的患者也会在夜间出现类似梦游的情况。我故意把这个病因放在最后，是因为我很恼火一些医生在未排除其他可能原因的情况下就直接武断地给出患有梦游症的诊断结论。梦游确实会出现在有心理创伤的患者身上，并表现为转换性障碍。这些患者会意识到梦游的发作，但可能不会承认。虽然我不反对去寻求心理健康专家或心理咨询师的帮助，但我认为重要的是我们不要直接做这个选择，或者轻易地把这个选择当作最终解决方案。正如我们之前所提到的，将精神疾病和梦游联系起来的研究结论极其稀少。

---

① 经典的案例是一位患者每天晚上都会醒来骂人。

治疗原发性梦游症

我希望你不需要用到这一部分的内容。要么你孩子的梦游症神奇地消失了，要么你孩子梦游的病因是前面我写的病因之一，一旦你解决了病因，孩子的情况就能得到改善。如果没有那么顺利，那也没关系，我们只是需要多做一些干预。

我使用“原发性”一词来描述这种梦游的原因是：我假设你已经排除了所有其他可能导致梦游的原因（其他原因导致的继发性梦游是说梦游实际上是由其他可识别的疾病引起的），你的孩子没有其他潜在疾病，或其他问题已被治愈，但梦游症仍然存在。这里是完整的治疗原发性梦游症的清单。

1. 每周 7 天都有规律的睡眠时间表，能让孩子得到充足的睡眠机会；给孩子创造舒适的睡眠环境（不要太热）[①]。

2. 如果孩子有胃食管反流病的病史或证据，那你可考虑试用抗胃食管反流病的药物。

3. 如果梦游发作的时间是相对可预测的，在通常梦游开始前 15 分钟强制唤醒孩子可能会减少梦游症的发作。家长需要每天晚上按这个时间唤醒孩子，并持续 1 个月。

4. 虽然研究人员在临床研究中没有发现任何药物对治疗梦游症有效，但有些孩子在睡前服用加巴喷丁、长效苯二氮平类药物或三环类抗抑郁药会使症状有所改善。（请遵医嘱！）

---

① 你知道的，这是基本常识！

5. 对某些孩子来说，心理咨询或睡前冥想可能也会对梦游症状的改善有帮助。

6. 如果有必要，你可以考虑给孩子做一个通宵睡眠监测，评估一下孩子晚上的睡眠质量，看看是否能找到触发梦游行为的线索。

与饮食有关的异睡症

在孩子中发现的另一种异睡症是夜间睡眠进食障碍。有夜间睡眠进食障碍的孩子经常从睡眠中醒来，找食物吃。除了他们事后没有相关的记忆，他们所吃的食物种类和数量也可能很不正常。

夜间睡眠进食障碍大概影响着 5% 的孩子，不过针对幼儿群体的相关研究并不多。据估计，在患有进食障碍的儿童和青少年中，这一数字可能会增加 3 倍以上。一些研究发现孩子服用一些精神类药物也会导致他们出现夜间进食障碍。

我们需要把夜间睡眠进食障碍和夜食症候群区分开来。夜食症候群患者对自己夜间的进食有充分的清醒认知。尽管夜食症候群发生在夜间，但它更多地被认为是一种饮食紊乱，而不是一种异睡症。

夜间睡眠进食障碍的治疗与梦游症相似，许多治疗方法也相通。2003 年的一项小规模成人研究表明，一种叫作托吡酯的药物起到了积极的治疗作用，但是还没有关于孩子群体的相关研究。鉴于这种药物经常被用于治疗孩子的其他问题，在碰到有挑战性的、患有夜间睡眠进食障碍的孩子案例时，我们还是可以考虑给孩子服用这种药物的。在治疗夜间睡眠进食障碍时，我们还要注意解决这个疾病附带的其他影响，如孩子体重明显增加，以及孩子在获取食物、使用厨房用具和家用电器时，可能会因操作不当而受伤。给橱柜上锁或在冰箱上安装警报器可以在孩子的疾病发作时提醒其他家庭成员。

磨牙症

磨牙症（磨牙）在孩子中相当普遍。根据相关研究和磨牙症的定义标准来看，多达 50% 的孩子在睡觉时都会以某种形式磨牙或咬紧牙齿。通常，5 ～ 7 岁是这种病症的高发期，随着不断地成长，大多数孩子这种症状会自然消失。这种情况如果一直持续下去，可能会引发严重的问题，如牙齿损坏、下颌疼痛以及头痛。

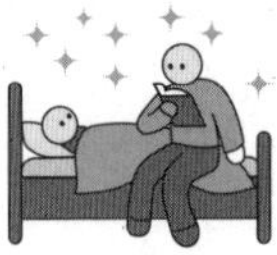

如果你的孩子有磨牙症，你一定要立即联系牙医。我们通常需要一些时间来确定磨牙症发作的根源，与此同时，你的牙医可以帮孩子制订一个保护牙齿的计划。以下几种情况可能会导致磨牙症：

1. 你的孩子在夜间是否有睡眠呼吸障碍，或者他是否被诊断出患有睡眠呼吸暂停综合征（见第 13 章）？如果是这样，那治疗呼吸紊乱可能会立即改善或消除磨牙症。尽管对孩子睡眠呼吸暂停综合征的治疗和磨牙症的研究还不多，但治疗成人睡眠呼吸暂停综合征和消除磨牙症之间存在很强的关联性。这种相关性在成人中表现得如此之明显，以至于人们怀疑睡眠中的磨牙症是否真实存在，比如，磨牙症其实可能是夜间觉醒（如呼吸觉醒）造成的结果。一项研究在未经治疗的睡眠呼吸暂停患者中发现了 67 例磨牙症病例，而在用呼吸机治疗之后，所有的磨牙症都消失了。

2. 儿科研究发现，焦虑症与磨牙症的发生也有关联。2015 年的一项相关研究显示，从父母在孩子焦虑量表上填报的分数来看，那些有磨牙症的孩子的得分比没有磨牙症的孩子的得分要高。

3. 另一个经常与磨牙症一起出现的症状是失眠。如果我们考虑一下焦虑在这两者中所起的潜在作用，那它们之间的关联性就说得通了。治疗失眠症、焦虑症，或者两者都治疗，可以极大地改善磨牙症的症状。

4. 像 ADHD 这样的注意力障碍可以通过以下两种方式在磨牙症的发展中发挥作用。首先，ADHD 本身就是引发磨牙症的一个风险因素。其次，治疗 ADHD 所用药物的一个常见副作用是引发磨牙症。

5. 最后，你的孩子是否有胃食管反流病的症状？研究表明，胃食管反流病也是引发磨牙症的一个风险因素。

睡眠相关的节律性运动障碍

这是目前最有趣的睡眠障碍之一，它相当常见，但是特别奇怪，少有人去谈论它。

一个小男孩的母亲在一次旅行中跟孩子一起在酒店房间过夜。当他们要睡觉时，她听到从儿子的床上传来一种有节奏的声音。一开始，她（很尴尬地）断定他在离自己不到 3 米远的地方手淫。“我丈夫和我经常听到他卧室发出这种声音，我们觉得最好不要去理会。”随着动作的加剧，她决定打开一盏灯，看看究竟发生了什么。“我担心他动作太剧烈会伤到自己。当打开手机上的手电筒时，我看到他完全像是被恶灵附体了。他在床上疯狂地左摇右摆，从床的左侧暴力地翻到右侧，同时脑袋还在剧烈地摇晃着。”

她的儿子在意识不完全清醒的状态下问：“怎么了？你为什么要用这个灯照我？”

“亲爱的，你来回摇晃得很厉害，我以为出了什么问题。”

“你在说什么？”

在睡眠开始的时候，身体做出节律性的动作很常见。这些肢体运动通常在出生后的一到两年内开始出现，随着年龄的增长，它的发生概率急剧下降。据估计，尽管有 60% 的 9 个月大的婴儿存在某种形式的节律性运动，但当孩子长到 5 岁时，这个数字会降至 5%。

这些肢体运动通常是在睡眠开始时出现的，但在某些情况下，也可能会持续到睡眠的第一阶段。由于这些动作是发生在人们濒临睡着的时候，所以大家关于这些动作的意识和觉察情况也是各式各样的，其中大多数人根本没有意识到自己的这些动作。尽管这种情况常见于孩子群体，但我在诊所里还是经常碰到有这个问题的成年人。我怀疑成年人有这个问题是因为他们的父母对这个问题漠不关心，或者他们一直把孩子睡觉时不安分的情况看作正常的。当这种情况持续到孩子长大后，他们的伴侣通常会提醒他们去寻求治疗。

在我的诊所里，不乏表现出撞头、吮吸拇指、用手指卷头发或拉扯头发，以及自由式踢腿的成年人，他们做这些动作时可能会同时发出哼唧声，其中最常见的动作是全身摇晃、撞头（通常处于俯卧睡姿时，孩子会强行将头撞向枕头或垫子)，或滚动头部（在处于仰卧睡姿时，孩子会用力来回摇晃头部)。有时候，多种运动姿势会结合在一起同时发生。

正是这些动作从单纯的肢体运动慢慢演变成一种临床病症。而这些动作的发作通常是短暂且无害的，偶尔发作时间较长可能会导致受伤。当这种肢体动作发生在超出儿童期之后的人身上时，我们就会把这个问题看成一种临床睡眠障碍了。

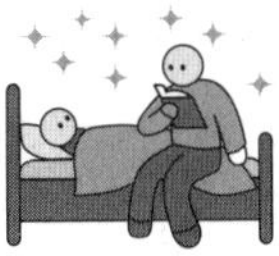

夜间刻板动作或行为的发生需要优先考虑癫痫发作。孩子晚上入睡前的颤抖极有可能不是癫痫发作，但这绝对是一个值得考虑的点。请记住，癫痫发作的诊断往往是基于对症状呈现方式的明显判断，但这并不绝对准确。夜间睡眠监测或者住院进行脑电图监测对于区分这两种疾病是很有用的。我们应该要仔细审查目前孩子服用的药物，因为这种症状的出现可能跟孩子服用的药物有关。这种症状的出现有时候还可能跟自闭症或其他发育障碍有关。我们认为这种病偶尔会在家族中遗传，一些同卵双胞胎被发现有这些问题。

我们需要确保床和周围的环境是安全的，不会让孩子受伤或者卡住。我们可以在床头板上加海绵垫，在桌角上绑海绵，这样可以降低孩子晃动或者撞头时受伤的概率。

必要的时候，你可以采用药物治疗，药物治疗通常包括使用苯二氮卓类药物（如氯硝西泮)。在有限的研究中，这些药物通过对中枢神经系统的镇静作用，能稍稍减轻这些症状。一些早期研究的治疗方向集中在采用“过度练习”技术作为治疗自我伤害行为的一种手段。这些方法是让孩子在完全清醒并有意识的时候，重复睡梦中的一些行为动作，以帮助他们在睡梦中多一些洞察力和自控力。

杰米在梦游后不久就来了我的诊所。她妈妈很担心她，所以远道过来陪她一起看诊。我仔细询问了杰米的病史，发现这个年轻女孩子经常得不到充足或稳定的睡眠。她经常通过服用安眠药让自己快速入眠，“这样我就能尽可能地睡个好觉了”。

在要求她停止服用安眠药并帮她制订了一份更合理的睡眠时间表之后，杰米的梦游行为大大减少，她不再需要进一步的治疗了。

睡眠小贴士

1. 异睡症很常见，不一定需要治疗。
2. 确保孩子的安全往往是父母首先要考虑的问题。
3. 这些异睡症往往是药物的潜在副作用或其他疾病导致的。

第 11 章

不宁腿综合征

“如果你在我的课上坐立不安，
就去走廊上待着吧。”

经典案例

科尔比是一个 12 岁的男孩，他因为学习成绩下滑、行为变糟以及频繁到足以引起警觉的尿床问题被转诊到我的诊所。他很健壮，喜欢足球也喜欢上学，学习成绩也不错。

他爸爸说：“科尔比从来没睡好过。”然后他描绘了每天早上那张几乎被拆掉的床。“我理解早上床都会有点乱，但是科尔比基本上把床给拆了。床单被卷在一起变成了枕头，而他真正的枕头被扔到了房间的另一头。底层床单和床笠被扯掉了一半，床垫都露出来了。科尔比经常身子转了整整 180 度。如果床单没被扯掉，那他的脚就会在上面反复摩擦直到弄出个洞来。”

除了看起来很累（实际上他在问诊期间都在打盹儿），科尔比一切正常。他的学习成绩下滑与出现睡眠问题的时间完全吻合，而这些被归结为焦虑和可能的注意力不集中。奇怪的是，尽管他在晚上睡不好，却在白天（包括在学校里）可以睡得着。朋友推荐的洗热水澡和盖重力被都有些帮助，但因为他的腿经常感受到生长痛，所以真正能帮助科尔比睡着的方法是，晚上妈妈给他揉腿。

科尔比的妈妈翻了个白眼，叹气道："如果我不用每天晚上还得给他哥和他爸揉腿，我其实不介意给科尔比揉揉腿！"

如果你让父母和儿科医生一起列出一份 20 岁以下的青少年常见的睡眠障碍清单，科尔比的这种睡眠障碍可能根本就不会出现在清单上。事实却是，25% 的患者都说他们是在 10 ～ 20 岁开始出现这个病症的。

什么是不宁腿综合征

科尔比所患的就是不宁腿综合征，说它很常见其实有一点夸张。它确实在成年人中很常见，但是在孩子中的发病率到目前为止还不清楚。一些最新的研究发现，8.6% 的孩子可能有患不宁腿综合征的风险，如果他们的父母中至少有一人患有不宁腿综合征，那么他们的发病率就会上升至 13%。

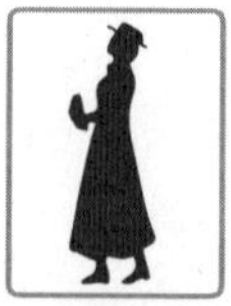

早在 1672 年，托马斯·威利斯在医学文献中就描述了不宁腿综合征这种神经系统疾病[①]。这位英国医生在《关于野蛮人灵魂的两篇论述——人的生命力和敏感性》一书中写道："某些精神疾病可以通过用棍棒击打来治疗。"说到 16 世纪的医生，你会有收获（如发现不宁腿综合征），也会有失望（如果你不允许我用棍子把他大脑里的神经性液体打出来，你怎么改善孩子睡觉时的癔症问题呢？）。幸运的是，棍棒疗法一直没能流行起来，它跟威利斯发现的不宁腿综合征一起销声匿迹了。直到 1945 年，"不宁腿综合征"一词被瑞典精神科医生卡尔－

① 这距离我们的朋友安娜·斯蒂斯·理查森的出生（1865 年）只有不到 200 年的时间。

阿克塞尔·埃克博姆（Karl-Axel Ekbom）最终确定了下来[①]。他将这种疾病描述为一种类似“生长痛”但又与它不同的独立疾病，而该疾病只见于人类的儿童期。几年后，人们发现有生长痛的孩子在之后患上不宁腿综合征的可能性确实较高。再后来，人们发现这种疾病是有遗传性的。

不宁腿综合征的症状

那么，让我们来谈谈这种疾病的具体症状。不宁腿综合征是一种感觉和运动障碍，其特点是腿部有无法控制的不适感，并伴有不可控的腿部移动冲动，移动腿部这个动作可以即刻消除不适感。

即使像我这样的患者也很难描述不宁腿综合征[②]，那是一种非常奇怪的感觉。你说它受伤了吗？没有。像抽筋吗？也不像。那痛吗？不，但是会感觉越来越热。人们经常将其描述为一种爬行的感觉——腿里就像有蚯蚓一样，但我不确定是否表达出了这种感觉的本质。你可以想一想那种你很痒但抓了也不顶用的感觉。它不是皮肤上的肤浅的刺痛感，而是深入腿部肌肉的一种感觉。它也不是刺痒，而是把这种不适感的强烈程度降低一些，把轻微程度调高一些。也许这才是对的感觉。

---

① 不知道为什么他会再次提及这种疾病，可能他想要人们更重视这种疾病吧，有人试图将“不宁腿综合征”改名为“威利斯·埃克博姆病”。请注意这些美妙的发音是如何毫不费力地在舌头上打转的。

② 多年来，我一直断断续续地有不宁腿综合征。我记得小时候在看《天龙特攻队》（*The A-Team*）时，我有一种不可抗拒的冲动，想趴在房间的地板上，做一个我只能描述为雪天使的身体动作（雪天使动作是躺在雪地里摇动双手双脚，做成天使的样子），来让我的腿感觉好一些。

我想象得到你在读这段描述时会很困惑："把……降低……把……调高……他到底在说什么？" 可惜我无法回答这个问题。试想一下，像我这样有医学专业背景的人都只能描述到这种程度，那孩子们想要把这种感觉说清楚得多难，或者甚至他们都意识不到这是一个问题。这也是为什么不宁腿综合征在孩子中的诊断率很低的重要原因。这种症状非常难描述清楚，而孩子们常打交道的儿科医生和家庭医生往往不具备准确检测和诊断该疾病的能力。

所以不宁腿综合征就成了孩子在晚上睡觉前的一种不舒服的感觉、一种他醒着的时候身体内部的很难描述清楚的痒感。谁在乎呢？有什么大不了的？真正要紧的是，不宁腿综合征通常与一种叫作周期性肢体运动障碍的疾病有关。顾名思义，同时患有周期性肢体运动障碍的孩子会在夜间周期性地移动他们的腿[①]。虽然它经常被描述为踢腿，但它的表现形式通常比"踢腿"一词所形容的要微妙得多。你可以把它想象成抽搐、单脚趾敲击或者孩子侧卧时腿部所做的短暂的剪刀腿动作。

- 孩子进入睡眠状态（不宁腿综合征让孩子在醒着的时候和试图睡觉的时候都感到不舒服，这可能加剧孩子的入睡困难）。
- 孩子睡着后，腿部就会移动，因为大脑和周期性运动障碍让他们这样做。
- 不宁腿综合征会触发觉醒，让孩子醒过来。
- 腿部运动结束后，孩子会继续睡觉。
- 孩子会在夜间重复这个过程数百次。

---

① 我所说的周期性，是指善于观察的父母可以根据他们的观察预测到孩子在睡着后什么时候会踢腿：踢……17 秒……踢……17 秒……踢……，等等。

请特别注意“触发觉醒”。它说孩子会醒来，事实上，孩子醒来的次数非常多。回想一下本书第 1 章的内容，我们都在努力追求持续、深度、稳定的睡眠。把这种乌托邦式的睡眠模式跟你孩子每 17 秒钟醒一次的睡眠模式做一下对比，你就会发现这种疾病可恶的地方了。腿部活动本身是否有危险，是否会令人担忧，是否有其他未确定的问题？没有，事实上我曾考虑过是否要为一些孩子治疗他们的夜间腿动问题，因为我担心我可能会消除他们唯一的锻炼方式。其实，治疗这个病症的危险是对睡眠的干扰和对整个睡眠流程的破坏。

孩子有一定程度的坐立不安和肢体活动是完全正常和可以接受的。但是，当你碰到患有这种疾病的孩子和家长时，你很快就会发现这些孩子的活动能力超乎你的想象。前面提到的破坏床和床单的情况相当普遍。大多数孩子可以一整个童年（甚至持续到更大年龄[①]）使用一条印有星球大战图案的床单，但是患有这种疾病的孩子使用的时间别想超过两年。

对于患有不宁腿综合征和周期性肢体运动障碍的孩子，最常见的控诉跟酒店住宿有关。去旅行时，大家经常采用抽签选床的方式，如果家里有一个患有不宁腿综合征和周期性肢体运动障碍的孩子，那其他家人都不会想和他睡同一张床的。

科尔比的这种持续的生长痛也是不宁腿综合征的常见现象。这些孩子经常会在睡前采取一些固定的措施来缓解症状，例如，妈妈或爸爸给他们按摩腿，把毯子折叠起来压住腿部，加重腿部的重量。最近开始流行的重力毯能帮这些孩子缓解一些症状。有些孩子还会在睡前做一些特殊形式的锻炼，例如，通过来回走动消除这种感觉。一些人发现洗个热水澡也能让症状消失。

---

① 孩子们大学放寒假回家，睡在印有尤达图案床单的单人床上，会立刻有种返璞归真的感觉。

最后，科尔比的妈妈提了一句：全家人都有这个问题也太奇怪了。从诊断的角度看，这是一种幸运，因为如果父母中有人被诊断出有这种病症，那么孩子自己就可以通过这些共同的症状来做出诊断。同时这也是一种隐患，如果家庭成员有这种情况但从未被诊断出来，那孩子身上也出现同样的问题，会被误认为是正常情况，因为这种情况在家庭成员中很常见。

不宁腿综合征的诊断

一般来说，不宁腿综合征的诊断是一种临床诊断，不需要进行血液检测或影像检查，只需要一个临床医生仔细倾听父母和孩子的描述，看看是否符合以下诊断标准。虽然成人和孩子的诊断标准大体相同，但在诊断孩子是否患有不宁腿综合征时，语言能力、智力能力和父母的报告也是需要考虑的因素：

- 你的孩子是否经常坐立不安或感觉不自在？
- 上述表现是否在晚上更严重？
- 静坐不动是否会让孩子感觉更糟糕？
- 运动或锻炼是否能缓解或完全消除这种不适的感觉？

孩子用自己的语言来描述病情是很重要的，这样还可以排除其他干扰因素，如瘙痒（皮炎）、拉伤、姿势性麻木（腿麻了）。对孩子来说这些问题比“你吞咽时喉咙疼吗”或“你哥哥把珠子塞到你鼻子里了吗”更难回答。你需要根据情况决定要不要对孩子进行睡眠监测，有时候对孩子进行睡眠监测可能会帮助医生做出诊断并排除其他可能影响睡眠的疾病。

不宁腿综合征的后果

如果你的孩子被确诊患有不宁腿综合征，而且你也知道他会因为这种疾病每晚醒来数百次，那么是时候评估一下不宁腿综合征会造成的损害了。休息总被不宁腿综合征打断，容易造成孩子白天嗜睡；这种持续性的腿部活动还容易导致孩子失眠或者夜间难以维持睡眠状态（主要出现在周期性活动最严重的前半夜）；当孩子的睡眠被扰乱时，他们不可避免地会出现行为举止异常、易怒等问题，以及与 ADHD 类似的注意力不集中问题。

不宁腿综合征的治疗

这是一个棘手的问题。我给你们做了这么多的铺垫，只是为了告诉你们，睡眠专家在这个问题上真的没有达成一致。截至我编写本书时，许多高质量的研究表明，在睡前 30 ～ 60 分钟内花 20 分钟使用腿媚施（一种健身器材品牌）治疗不宁腿综合征的效果与你能说出的任何一种药物的治疗效果一样，包括我们用于治疗成人的药物。甚至美国睡眠医学会也没有公布过他们认为有效的治疗方法。

治疗还是应该从确保充足的睡眠和制订一份科学的睡眠时间表开始，毕竟稳定的睡眠计划可以改善症状。你可以评估孩子目前正在服用的其他药物，因为一些抗抑郁类药物或调节情绪的药物（如锂盐）可能会使症状恶化。这种疾病与多巴胺分泌有关，丙氯拉嗪和甲氧氯普胺等阻断多巴胺的药物可能会触发症状或使其恶化。一些孩子对睡前运动或拉伸有积极反应，而另一些孩子则有症状加重的反应。睡前摄入过量的食物以及巧克力、茶、咖啡因、硝酸盐也会引起炎症，使不宁腿综合征的症状加重。

最后，你也可以考虑在体检的时候，检查一下孩子的甲状腺状况、肾脏健康状况和铁蛋白水平（铁含量）。慢性肾功能不全、甲状腺功能减退和低铁蛋白，都可能导致不宁腿综合征。虽然这些原因和治疗方法尚未在孩子中得到广泛研究，但它们是成年患者已知的诱发因素。

不宁睡眠障碍

不宁睡眠障碍最近才被洛德丝·德尔罗索（Lourdes DelRosso）医生和他带领的研究小组发现并公布，洛德丝是华盛顿大学医学院和西雅图儿童医院的肺科医生和睡眠专家。据估计，在 6 ～ 18 岁的孩子中，有 7% 的孩子患有这种疾病。

该疾病的症状表现为睡眠期间身体的大幅度运动，并不限于腿部运动。通常每小时至少发生 5 次，每周至少 3 次，持续 3 个月。最重要的是，这些肢体活动导致患者白天过度嗜睡，并引发其他明显的功能障碍。与不宁腿综合征一样，补铁治疗有助于改善其症状。

科尔比的治疗最后变成了一个“一次付费三人受益”案例。也就是一个患者治疗后，他的其他家庭成员也进行了同样的治疗。由于科尔比体型较大，且有打鼾和尿床的病史，因此最终接受了睡眠监测。

图 11-1 是科尔比的睡眠监测的一个片段。这是一个与本书中其他睡眠监测略有不同的图形。之前展示的大多数睡眠监测数据从左到右共有 30 秒的记录时间（1 帧）。在图 11-1 中，我们压缩了窗口，所以它从左到右实际上只有 5 分钟（10 帧）的记录时间。你可以看到由细竖线划分的 10

个分别长达 30 秒的部分。睡眠医生如果想看到较长时间内的睡眠模式，往往会像这样压缩数据。要注意的是，这种方法并不适用于观察某种因素在短时间内的变化趋势，如心率等。

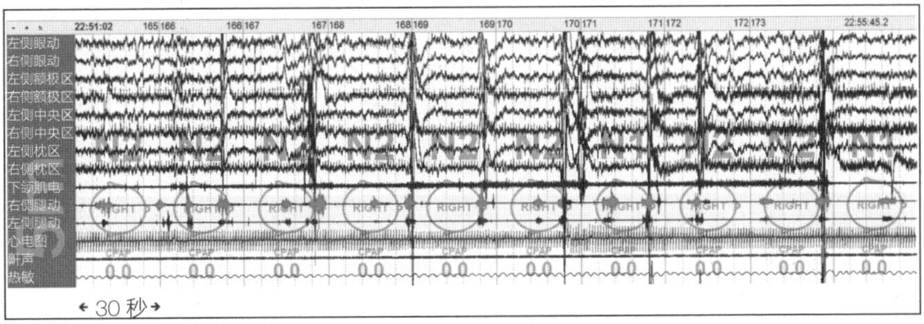

图 11-1　科尔比的睡眠监测片段（5 分钟）

从这段脑电图可以看到，科尔比右腿上的电极测到了一些阵发性活动，显示出他在短短的 5 分钟内，腿动了 17 次。更糟糕的是，如果你往图片上半部分看，你会看到在他相对平静的睡眠背景波中出现了一系列垂直干扰线。也就是说，在他睡着的 5 分钟里，他被腿部的抽动惊醒了 17 次，难怪科尔比这么难受。

这个故事有一个神奇的结局。在确保睡眠质量和时长都还不错并检查了家人的铁蛋白水平（都远高于正常水平[①]）之后，我们让科尔比在睡前 30 分钟开始服用小剂量的罗匹尼罗，他的症状几乎立即得到了缓解，他哥哥和爸爸的症状也是如此。

① 对孩子来说，大于 7 纳克 / 毫升的铁蛋白水平就属于正常范围了。虽然没有针对孩子的研究，但对成人的研究表明，大于 50 ～ 100 纳克 / 毫升的铁蛋白水平对不宁腿综合征患者来说是比较理想的。补充铁质对一些铁蛋白水平偏低和有不宁腿综合征的成年人来说很有帮助。

睡眠小贴士

1. 不宁腿综合征是一种常见的、具有高度破坏性的睡眠障碍，它看起来像是失眠或其他睡眠问题。
2. 大多数患有不宁腿综合征的孩子会同时伴有周期性肢体运动障碍。
3. 不宁腿综合征和周期性肢体运动障碍具有高度的遗传性，一旦确诊，是可以被治愈的。

第 12 章

遗尿症

不管儿科医生怎么说，这都不正常！

经典案例

斯图尔特是一个 11 岁的小个子男孩，他非常配合。

“早上好。你一定是斯图尔特吧，我是克里斯。我能为你做些什么？”

“我总是尿床，我的医生说可能是我的睡眠有问题。”斯图尔特是由我的诊所附近的一位非常棒的儿科医生转诊过来的。她特别关注患者的睡眠问题，经常把有注意力问题、行为问题、嗜睡问题以及尿床问题的孩子转诊过来，让我进行评估。

我努力摆出一副很关心但并不大惊小怪的表情。“我知道了。很多孩子和成年人因为晚上尿床问题过来找我，你都猜不到这有多普遍。我知道谈论这个问题一点也不好玩，但这并不是什么大事。我们还经常会碰到大学生尿床的情况。我们来一起想办法解决掉它，好吗？”对我来说，当下最重要的事情是我要确保当斯图尔特离开诊所时，他不会觉得自己是个怪胎。我的语气和措辞首先是为了安慰他，然后才是传达自信和专业度。这个问题确实恼人，但也可以解决，情况会变得越来越好。就是这么简单。

当斯图尔特向我介绍他的病史时，我很容易就能感受到这个问题对他的社交造成了很大的困扰。他基本上只有一个信任的朋友可以邀请来家里过夜。他不敢与他人共住酒店房间，不敢去露营睡睡袋，也不敢去别人家里过夜。

仅是这一点就让人很难受了，他还有身材矮小的问题。当被问及“你的身高与班上其他男孩相比如何”时，他怯生生地回答：“我是倒数第二高的。”再加上他名字的谐音是矮小，你可以想到别人会给他起什么绰号。他上一次看儿科医生时，他的身高是 1.34 米，比同龄孩子的平均身高矮 10 厘米。更令人担忧的是，8 岁前，他的身高即使不算高，但至少达到了同龄人身高的平均值，后来他的生长发育似乎突然就脱离了正轨。他的妈妈说，这个身高问题的时间线和他重新开始频繁尿床的时间线刚好吻合。

“你说的重新开始是什么意思？斯图尔特有一段时期是不尿床的，对吗？”

“是的，”他妈妈回答说，“我们以为这跟学习压力有关，他的三年级过得很艰难，正巧那个时候家里也发生了一些事情，在这些事情都‘稳定下来’[①]后，他尿床的情况非但没有好转，反而愈演愈烈了。”

除此之外，斯图尔特是一个健康的男孩。他们尝试过一些干预措施，包括服用去氨加压素[②]，它是一种抗利尿剂，但它的改善作用有限；采用液体限制法，

---

① 此处的“稳定”指的是学校里的学业和注意力问题、一些行为问题、不服从管教的问题有所改善。有人建议他们去做 ADHD 评估，但他们没去，只是做了一些简单的心理咨询，接受了学校老师的干预，以及对斯图尔特的睡眠时间表进行了调整，他的情况就有所改善了。

② 去氨加压素是一种类似于精氨酸加压素的合成化学物质，它会在身体容量不足时从脑垂体中释放出来，加强膀胱的存尿能力。精氨酸加压素在凝血方面也发挥着作用，所以也是各种凝血障碍的重要治疗手段。

但是没有效果；使用遗尿症报警器，但是在使用了大约一个星期后它就被放弃了，妈妈说："报警器的声音每天晚上都让我丈夫觉得有压力，还会吓到斯图尔特的弟弟（他们住在同一间卧室），这个方法不值得继续尝试。"

当我们讨论斯图尔特的睡眠细节时，妈妈说他经常坐立不安，抱怨很累，但没有夜间打鼾或呼吸障碍的病史。

此处，我们谈论的是小便的问题，这可能是个尴尬的话题，但是非常值得拿出来探讨。孩子们会去洗手间，成年人也是如此。

对许多父母来说，尿床不仅仅是婴儿会出现的问题。有时候这个问题可能会持续到孩子的童年后期，或者在消失一段时间后突然再次出现，通常，这个问题的背后都是睡眠障碍在作祟。很可惜，家庭医生往往会忽视或错误地治疗这个问题，导致其出现更严重的后果。在 2016 年一项关于遗尿症的研究中，87 名被试孩子都因为尿床而被父母实施了某种惩罚。有近一半的孩子遭受了体罚，而他们的父母小时候也曾经尿床过。

我们先来看一些与尿床有关的定义。遗尿症指不自主地排尿，它没有暗示涉及的特定人群或年龄组，也没有指定发生在一天中的哪个特定时间。在本书中，我们主要讨论的是小儿夜遗尿问题，也就是孩子在夜间尿床的问题。请记住，这与夜尿症是不同的，夜尿症只是在晚上醒来后去上厕所。

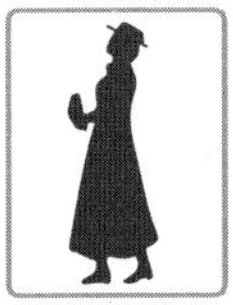

从古至今，我们看待遗尿症的观点已经发生了很大的变化。在旧时代，人们会认为你的孩子被附身了，需要被投进井里。即使在 19 世纪初，人们还会把遗尿症看成一种精神疾病，或者指责父母育儿不力。

我们来看看旧时代的儿童问题专家理查森是怎么说的。在 20 世纪初，她对孩子和妈妈们抱有一些相当高的期望。她强烈建议，孩子在 2 岁之前一定要完全戒掉尿床习惯。哎哟，我可没脸带着一个到了 3 岁还尿床的孩子去参加社交活动。

如果孩子到了 2 岁还尿床，那他们就得在整个白天和晚上都要进行尿床“魔法”训练：每个整点的时候尿一次，2 ～ 3 周后，间隔时间延长 30 分钟。像我这种 10 天内监督孩子每天服用 2 次抗生素都有困难的家长，没法想象这对一个妈妈来说是多么艰巨的任务！幸好，到了孩子 6 岁的时候，这个方法基本上就能收到成效了。我相信之后肯定会有其他图书来讨论这个方法是如何破坏妈妈们的睡眠的。

针对那些用《哈利 · 波特和密室》中的魔法都无法解决其严重睡眠问题的孩子，治疗方法会变得相当严格——下午 4:00 后不能吃液体食物或湿润的食物，只能吃干饭。顶多将黄油和干麦片混在一起吃，或者用苹果酱来涂抹面包或饼干。在任何情况下，咖啡或茶都是不能碰的，因为“少儿不宜”。

什么是夜间遗尿症

在当今这个医学发达的时代，我们已经非常清楚引发夜间遗尿症的原因可能有多种，解剖学上的泌尿系统方面的疾病、药物的副作用，以及睡眠障碍中那些增加睡眠觉醒的疾病，都是可能的因素。我们先别急着断定孩子的大脑或心理出了问题，在评估遗尿症的时候，还需要检查几个条目。

检查清单上的其中一项就是去见睡眠专家，睡眠专家会评估是否有影响睡眠的因素最终导致遗尿症。

在开始的时候，我会帮父母了解什么是正常的如厕训练、夜间膀胱控制、孩子的尿床现象，异常表现有哪些①。目前，一些流行病学研究指出，15% ～ 25% 的孩子在 5 岁的时候还会尿床。在幼儿园阶段，约 1/5 的孩子还会尿床。而在 6 ～ 12 岁的孩子中，尿床孩子的比例是 1.4% ～ 28%。

这些研究认为 5 岁是一个分水岭，过了 5 岁生日后，若孩子每个月尿床次数超过 2 次就被认为是不正常了，应该寻求专业医生的帮助了，我也同意这一观点。那么，有些孩子的尿床现象会在他 7 岁之后自己消失，这是真的吗？是的。约 15% 的孩子能彻底摆脱这个问题。然而，对于其余 85% 的孩子来说，尿床会对他们的心理造成巨大的影响——不能去朋友家过夜，不能参加夏令营，晚上不能穿正常的内裤睡觉（很多孩子需要一直穿纸尿裤睡觉）。

与梦游一样，遗尿症也有很强的遗传性。研究发现，大约 30% 患有遗尿症的孩子都是遗传的。

那么，小儿遗尿症背后到底有哪些原因？意大利的一项相关研究调查了 400 名 5 ～ 16 岁的孩子（男孩和女孩的比例约为 3 ∶ 1），其中，31.2% 的病例源自遗传基因，但另外约 2/3 的病例都是其他原因引起的，该研究发现常见原因有：

- 泌尿生殖系统异常（占比为 15.7%）
- 便秘（占比为 14.5%）
- 心血管疾病及功能性心脏杂音（占比为 21.4%）
- 打鼾及呼吸障碍（占比为 13.7%）

---

① 顺便说一句，即使你的孩子每天晚上都尿床，他也是杰出的！

- 睡眠不宁（占比为 5.7%）
- 说梦话（占比为 23.7%）
- 磨牙症（占比为 14.7%）
- 药物影响（如丙戊酸钠）

这里我想说的是，尽管遗尿症可能是一种遗传性疾病，会随着时间的推移而消失，但并不都是这种情况。因此，将“有一天，它会奇迹般地自己消失”作为唯一策略并不是上策。

根据上述清单，我们大体上可以将遗尿症的病因分为 3 大类别：

- 解剖学上的异常（如泌尿生殖系统异常）
- 夜间的尿液分泌过多（多尿症）
- 睡眠障碍（如睡眠不宁、打鼾等）

1. 解剖学上的异常。关于这方面，泌尿科医生是专家，我就不说太多了。其实这个病因主要与排尿机制无法正常工作有关。例如，当我们排尿时，我们的逼尿肌收缩，尿道括约肌放松，导致膀胱排尿。在婴儿时期，膀胱在充满尿液的过程中拉伸，会刺激排尿的条件反射。随着孩子逐渐长大，他们开始能自主控制括约肌的放松，也就能控制何时排尿了。如果尿液分泌较多，膀胱过度充盈，这种控制就会失效。我们都见过有些孩子试图憋尿到课间休息，但没能憋住。

有时，遗尿症可能是由解剖学上的异常或功能障碍引起的。泌尿科医生能够评估和测试孩子这些生理部位是否运作正常；他们还会测验另外一个病因，就是孩子的慢性尿路感染。所以，通常在孩子出现遗尿症时，第一个应该去看的医生就是泌尿科医生。

2. 尿液分泌过多（多尿症）。关于遗尿症有一个理论：孩子是因为喝了太多的液体才导致遗尿的，因此需要减少或限制他们摄入液体的量以确保夜间不尿床。这看起来似乎很合理。水管漏了？关掉水阀就好了。这种理论在 20 世纪 80 年代很流行，当时的研究发现多尿症（尿液分泌过多）是引发夜间遗尿症的一个原因。这在当时为治疗遗尿症带来了更科学、更严谨的干预方法，并有助于将那些把遗尿症视为一种心理现象的理论边缘化。在这个理论的基础上，一直到最近，许多遗尿症的治疗方法都偏向于减少尿液的产生，例如限制液体摄入的量，或者给孩子吃去氨加压素等药物，去氨加压素是一种抗尿素，可以减少尿意。

随着时间的推移，多尿症理论开始受到质疑。为什么许多患有多尿症的孩子没有遗尿症？为什么有遗尿症的孩子在尿床发生时不会醒来？最近，围绕这些问题展开的研究表明，尿液分泌过多可能是遗尿症的其他原因（如与睡眠有关的遗尿症）导致的结果，而非原因。

这就将我们引向另一个尿床原因的探究：睡眠和觉醒障碍。在确定你孩子的“管道”和“泵”在正确的位置并正常工作后，我们就要开始关注睡眠了。遗尿症患儿往往存在睡眠紊乱问题。

睡眠紊乱

任何一个经历过想排尿但时机不允许的人都知道，那种感觉真是来势汹汹。我记得有一次当我从曼哈顿的一个会议室出来返回酒店时，排尿的冲动突然向我袭来，但是当时没有洗手间可用，而我很快就要忍不住了。最后，当我决定冲进一家高级酒店并假装是住客时，我已经疼痛难忍了，我当时觉得我的膀胱都要爆炸了，似乎肾脏马上就要被体内的尿液倒流冲破了。

我分享这个故事是为了说明一个简单的事实：排尿的冲动是强烈的，非常强烈。鉴于膀胱的拉伸和逼尿肌的收缩会产生非常强烈的感觉，你觉得一个能在这个过程中睡着的孩子会睡得有多深（更不用说突然被尿弄湿的感觉了）？

在这里，我们开始触及浅睡者或深睡者的概念。我们在第 2 章中所讨论的“浅睡眠”和“深睡眠”这两个术语是指特定的睡眠阶段。而浅睡者和深睡者这两个术语是分别用来描述易被惊醒的孩子（浅睡者）和那些不易被惊醒的孩子（深睡者）。为了避免混淆，我们可以依据“觉醒阈值”一词来更好地理解这两个概念。觉醒阈值是产生睡眠唤醒的必要刺激强度。因此，浅睡者的觉醒阈值较低，深睡者的觉醒阈值较高[①]。有研究发现患有遗尿症的孩子一般觉醒阈值较高，这使他们在必须排尿的唤醒刺激下能够继续睡觉。

哇，睡得如此之深，竟然可以在膀胱的痛苦扩张中都不醒过来，他的睡眠质量也太好了，对吗？因为睡得深，所以早上都叫不醒，那他一定是睡觉这个项目上的冠军了。深度睡眠不正是大家都在追求的目标吗？

在这里，我们可以再次看到健康睡眠、睡眠监测中测量出来的深度睡眠和“深睡者”之间的区别。2009 年的一项研究调查了 29 名 5 ～ 19 岁患有遗尿症的孩子，研究的内容是尿床和睡眠质量之间的关系。他们发现，在这些孩子中夜间有周期性肢体运动的孩子的占比特别高。尽管患有遗尿症的孩子看似睡得很深，但他们的睡眠质量可能很差，呈现零零碎碎、不安稳的特点，异常的肢体活动以及其他干扰因素都会导致他们的睡眠质量不好。不要认为

① 一般来说，深度睡眠中的觉醒阈值高于浅度睡眠中的觉醒阈值，但这些术语并不足够严谨。重要的是我们要认识到，不同的觉醒阈值通常不能通过多导睡眠监测来区分。换句话说，睡眠监测无法可靠地区分出高阈值睡眠者和低阈值睡眠者。

患有遗尿症的孩子有高质量的睡眠——其实大多数情况下他们都睡得不好。

遗尿症的传统治疗方法

遗尿症的治疗历史悠久，值得探究。这些治疗方法在许多情况下都是非常有效和有帮助的。如果你的孩子无法干爽地度过夜晚，那可能这其中的一些甚至所有方法你都不陌生。清楚地了解这些治疗方法，不但会帮你更好地应付孩子的尿床问题，还会帮你说服医生和保险公司，让他们相信对你的孩子进行睡眠监测是完整的遗尿症检查中的一个必要环节。

1. 行为疗法。很多研究都得出了一致的结论：借助尿床报警器的行为疗法是迄今为止最有效的遗尿症的治疗方法。这一行为疗法的成功率为 75%，比其他疗法高出太多了，而且复发率也很低。这一疗法的缺点是，每天晚上孩子和父母都会被检测到尿液的警报器惊醒，这让人感觉很不舒服。简单解释一下尿床报警器的工作原理：它们通常是一个铺在孩子身下的垫子，垫子上有一个传感器，这个传感器可以检测到微量的水。当垫子检测到水时，它就会触发一个极其响亮的警报，把你的孩子和房子里的所有人都惊醒。理想的情况是，你的孩子被惊醒，蹒跚地走到卫生间，在厕所里排完尿，然后回到床上继续睡觉，而不需要你的任何帮助。

可惜这是不可能的。

还记得前文那个关于有遗尿症的孩子比正常孩子睡得更深、有更高的觉醒阈值的理论吗？那么，请做好准备，你的孩子有超级英雄般的能力，可以在警报声中继续沉睡，这绝对会惊掉你的下巴。无数家长告诉我，孩子能伴随着警报声继续睡，这比他尿床更让家长难受！

因为这些设备可能需要10周甚至更久的时间才能发挥作用，所以它们的弃用率高也就不足为奇了。当我帮患者和他们的家人最大限度地利用尿床报警器时，这确实是一个需要父母双方都同意的团队协作（我强调的是父母双方，而非其中一方，因为这个过程需要两个家长互相配合、一起努力才会有效）。

尿床警报器一响，后面还有很多步骤要进行，孩子自己是很难完成的。首先，你必须确保你的孩子起床、下床，并在便盆中完成排尿。速度要快，你越快赶到孩子的房间，帮助他下床去上厕所，他就越可能在厕所里排出剩下的尿液。在正确的地方（厕所）完成排尿行为对治疗的效果非常重要，但是在经历了这样的一两个晚上后，父母通常会坚持不下去。另外，你还得帮孩子清理床铺，重设警报①。

2. 药物治疗。有些药物可能对尿量过多（多尿症）的孩子有用，例如，去氨加压素通常用于帮助孩子减少夜间的尿量和减轻膀胱内的压力。

丙咪嗪是另一种治疗遗尿症的常用药，但没人知道它为什么会有疗效。其抗胆碱的作用可能会降低膀胱的收缩性（这就是为什么其抗胆碱的副作用可能有尿滞留②）。这确实是我们睡眠医学中最有"魔性"的一种药物。2019年一项针对40名5～12岁孩子的研究发现，实验组中有83.3%的孩子的遗尿症状在服用丙咪嗪后得到了明显的改善，而对照组中只有29.4%的孩

---

① 挂一个写着"75%"的牌子可能会帮你坚持下去，因为这个该死的警报器有75%的可能性会发挥作用，帮助你的孩子干爽地度过夜晚。进入第6周后，你可能得靠这种鼓励才能继续坚持下去。

② 丙咪嗪在神经病学中是一种神奇的药物，因为它几乎被用来治疗所有的疾病。该药是一种三环类抗抑郁药，因此美国食品药品监督管理局批准其用于治疗抑郁症。此外，它还被用来治疗遗尿症、睡眠瘫痪、夜惊、梦魇障碍、梦游、偏头痛、饮食障碍和恐慌症。

子的遗尿症状得到了改善。

3. 摄入液体限制。最后，我们来聊聊摄入液体限制疗法。坦白来讲，用限制液体摄入量的方法来治疗孩子的尿床和让正在对抗肥胖症的孩子挨饿，有什么区别吗？我很抱歉，但这听起来很愚蠢，也很不健康。遗尿症相关理论指出，不仅液体摄入量不应受到限制，而且一些患有遗尿症的孩子摄入的液体量根本不够。事实上，对晚上液体摄入量的限制往往会导致其他时间液体摄入量的过度。至少，我们可以考虑将液体摄入量划分为早上 40%、下午 40% 和晚上 20%。关于摄入液体限制疗法有效性的证据很少。

遗尿症的睡眠评估和治疗

一旦你怀疑你的孩子可能有遗尿症，你就应该采取行动了。也许你已经和儿科医生谈过了，谈到了对你的孩子进行泌尿系统检查；也许你已经尝试了药物治疗和使用警报器。但有一项干预措施可能没有向你提及，那就是睡眠评估。

本书涉及的几乎所有干扰睡眠的问题都可能是遗尿症的潜在原因，因此，将孩子的睡眠问题作为遗尿症的一个潜在原因进行全面监测是非常重要的。在进行睡眠评估时，我们至少应该深入了解孩子的睡眠特点和睡眠习惯，当然睡眠监测也是一个不错的评估工具[①]。

睡眠监测可以筛查很多不同的障碍，所以应该在监测前就讨论清楚要筛查哪些障碍。确保你找的睡眠专家会对这些不同的致病因素进行广撒网式的筛查。其中最重要的莫过于睡眠呼吸暂停，这是导致孩子尿床的一个常见原

① 我经常开玩笑说，睡眠监测的最坏情况是，结果一切正常！

因。2012 年的一项研究调查了睡眠呼吸暂停和遗尿症之间的关系，他们重新分析了之前的 14 项相关研究，包括 3 550 名年龄为 18 个月～ 19 岁的被确诊患有睡眠呼吸暂停的孩子。其中，近 1/3 的孩子同时也患有遗尿症。在这些孩子中，反复的呼吸停滞会导致睡眠碎片化和频繁的觉醒，进一步产生我们观察到的嗜睡现象。这些“睡得深”但“睡得差”的孩子，恰恰是遗尿症的“最佳人选”。

在同一项研究中，他们还发现在那些计划接受扁桃体切除术的孩子中，遗尿症的发生率为 31%（与上一段中引用的比例接近）。对手术结果的分析表明，遗尿症的术后发生率为 16%，也就是说手术改善了近 50% 的遗尿症。在我的诊所里，我也曾多次看到扁桃体切除术会立刻缓解打鼾、睡眠呼吸暂停以及尿床的症状。

新的研究也提到了遗尿症和孩子不宁腿综合征之间的关系。在 2014 年的一项研究中，遗尿症患儿出现周期性肢体运动障碍的概率远远高于夜间很安静的孩子。所以很可能是不宁腿综合征导致了遗尿症。

梦遗

在本书开始的时候，我就说过我们会谈论春梦。我觉得如果要写一本关于孩子和睡眠的书，不能不提到它。

夜间性高潮在青春期性成熟之后的青少年（男孩和女孩）中很常见。随着荷尔蒙水平的变化，一些男孩会开始更频繁地梦遗。根据阿尔弗雷德·金赛（Alfred Kinsey）的研究报告，83% 的男孩在一生中至少会出现一次梦遗，平均梦遗的频率约为每三周一次。

斯图尔特最终接受了一次睡眠监测（见图 12-1）。他和他的父亲在睡眠中心度过了一个相对平静的夜晚。他的睡眠监测结果表明他有严重的睡眠呼吸暂停（他平均每小时大约有 21 次呼吸紊乱）。在讨论了检测结果和可用的治疗方案后，他的家人选择让斯图尔特接受小儿耳鼻喉科医生的评估，而后者认为有必要进行扁桃体切除术。

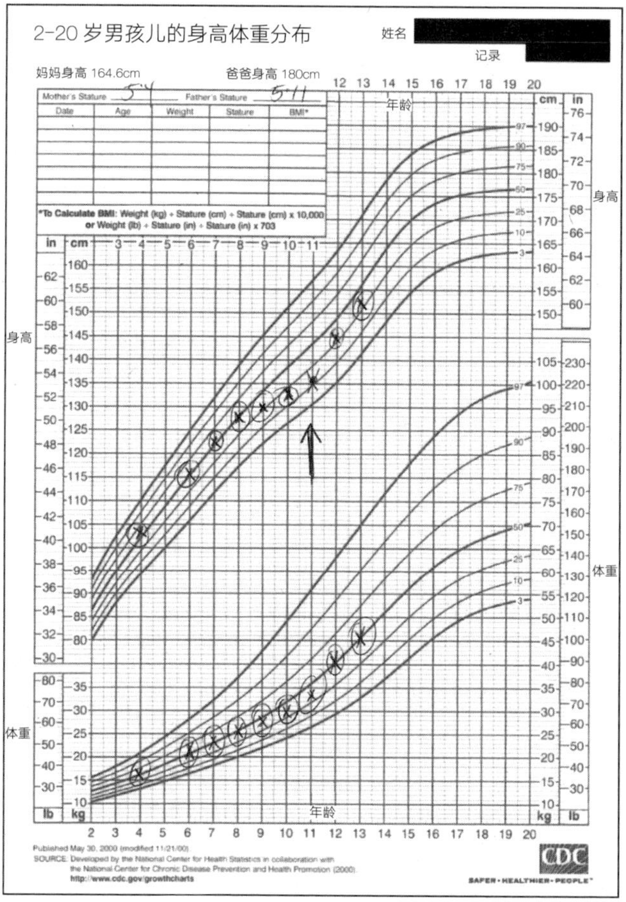

图 12-1　斯图尔特接受扁桃体切除术后几年的身高恢复情况

在接受扁桃体切除术3周后，斯图尔特的夜间遗尿现象明显减少了。到了第6周，他的遗尿症完全消失了。虽然这本身就是一个非常积极的结果，但最值得注意的是他的身高的增长。随着睡眠呼吸暂停及其对睡眠结构和深度睡眠影响的消除，斯图尔特开始快速长高，他很可能已经回到了他原本的成长轨迹中。在他手术后的几年里（手术在图12-1上用箭头标出了），我们可以看到他的身高开始恢复到睡眠障碍开始前的第50个百分位数。

睡眠小贴士

1. 遗尿症是孩子的一种高发疾病。
2. 虽然这种病症一般会随着时间的推移而好转，但干等着不干预是下下策。
3. 行为干预很有效，但需要劳心劳力。
4. 孩子的睡眠障碍常常会诱发遗尿症，所以面对顽固性尿床问题，你应该考虑实施睡眠评估。

第 13 章

打呼噜和睡眠呼吸暂停

他继承了祖母的眼睛特点、
祖父的呼吸问题。

经典案例

杰克是一个 11 岁的棒球迷，尤其喜欢克利夫兰守护者队。他来诊所时，全身的衣服上都是这个球队的标识。在见过了无数有嗜睡问题的孩子后，杰克表面上看起来跟嗜睡完全不搭边。

他妈妈陪着他来的，他很开朗，但看起来很累。在与杰克相处了 10 分钟后，我了解到，杰克很聪明，他对任何事情都有太多话要说。虽然谈论棒球很有趣，但是要让杰克回答任何有关自己睡眠的问题可就不容易了。我问杰克，他晚上平均要花多长时间才能睡着。在给了一个长达 20 分钟的回答后，他突然崩溃了，开始哭诉不能看克利夫兰守护者队的比赛。我立刻决定跳过后面关于注意力不集中和情绪化的问题。

杰克的妈妈说，在过去的一年里，杰克发生了巨大的变化。情绪上，他很不稳定；学业上，他对自己要求很高，但是最近学习动力有所下降。他最近体重增加了，这让他对自己的体重很敏感。最近开始出现的偶尔尿床的问题更是让他感到雪上加霜。他说："我没法在任何朋友家里过夜。"他预料到这个话题可能会被提起，就赶紧掐断了话头。

当被问及是否打鼾时，他妈妈说：“这就是我们来这里的原因。他最近的打鼾声越来越响了，我们问了一下儿科医生，她建议我们立即来找你。”

打鼾的问题与杰克体重增加的问题似乎是同步发展的。杰克的身高为 1.37 米，但他的体重已达到了 117 斤，他的体脂指数比 99% 的同龄人都高。除了白天吃得不健康，他晚上醒来后还会找食吃，最后家人把橱柜和冰箱都锁了起来，并且准备了很多晚上可以吃的健康食物。

杰克的妈妈回忆，杰克的鼾声很吓人，那“恐怖的”鼾声能轻松穿透卧室的墙壁。“他吓到我了，有时候我觉得他的大脑都要缺氧了。”爸爸那边有打鼾的家族史，所以爸爸（他不在场）的看法是，这没什么大不了的，杰克长大了就好了。

除了有两个和棒球一样大的扁桃体，杰克的检查一切正常。他的两个扁桃体发红，有炎症，互相碰在一起。我冲他开玩笑，问他是怎么在两个保龄球挡门的情况下把食物咽下去的。杰克感叹道：“我能感觉到它们的存在。”他妈妈也提到，我不是第一个讨论他扁桃体问题的人。我又问他是否经常感染链球菌，他妈妈又回答：“没有，每个人都问我这个问题。”

我们为杰克预约了睡眠监测，监测结束后，他们会回来复诊，并讨论监测结果。

除了秃头，还有什么东西在婴儿身上显得可爱，但在成人身上会显得无趣呢？呼吸障碍是儿科睡眠医生在日常工作中经常碰到的问题。尽管我们清楚背后的原理，但我们却并不清楚如何进一步处理儿童或青少年的打鼾问题。

什么是打鼾和睡眠呼吸暂停

小婴儿的鼾声还是很可爱的。不过随着孩子们不断长大，有些孩子的鼾声会越来越大，突然间，你会觉得你那个 8 岁孩子的床上睡了一个喝醉了的职业摔跤手，鼾声的可爱感消失殆尽①。

我们先来看两个简单的问题，什么是打鼾？孩子打鼾是否正常？打鼾是呼吸道组织振动的声音。当人呼吸时，空气会冲过呼吸道中的各种组织，如果这些组织能够移动和振荡，它们就会发生拨动琴弦似的声音，只不过这种声音会难听很多。如果我们以标准的统计学方式来定义“正常”，例如，在有关孩子的正态分布曲线中，很多研究者都坚称大多数孩子会偶尔打鼾，那么我们很难把打鼾称为是“不正常”的。我也同意，打鼾本身（这里是指原发性打鼾）是正常的。

然而，睡眠呼吸暂停是不正常的。当振动的呼吸道开始变成阻塞的呼吸道时，睡眠呼吸暂停就发生了。也就是说，呼吸道不再是只发出声音，而是开始在夜间关闭，阻止孩子获得氧气。大脑喜欢氧气，哪怕只是在短时间内被剥夺了氧气也不行。事实上，如果看一下我们大脑对氧气的相对消耗，你会说我们整个身体的构造基本上都是为了给我们贪婪的小脑袋提供稳定的氧气来源。但当我们有了睡眠呼吸暂停后，大脑就必须做一个艰难的决定了：

- 酣睡，这样第二天会感觉很好。
- 呼吸，这样才不会窒息而死。

① 我对职业摔跤手没有任何不敬之意。我不确定你的鼾声是否比我们其他人更响亮，但这个比喻似乎很有画面感和冲击力。

大脑必须决定哪个更重要，它可以睡觉也可以呼吸，但它慢慢地没有办法再同时高效地完成这两项任务了。你的大脑会更偏爱氧气一些，所以它会选择第二个选项，不过后果就是晚上必须经常醒过来。就像海豚在浅水域需要定时浮出水面换气一样，你的孩子也一直处于浅睡状态，因为他需要不断地醒来呼吸，所以他永远无法睡得太深。①

睡眠呼吸暂停在孩子中的发病率其实不如在成人中的发病率更高，但也不罕见，而且这些年来这个病症的确诊人数不断攀升。目前的研究认为有1% ～ 4% 的孩子（尤其是 2 ～ 8 岁的孩子）都受到这个病症的影响。5 岁孩子的扁桃体一般比他们的上呼吸道要大，随着孩子的成长，呼吸道会变大，但是扁桃体不会（在某些情况下甚至会缩小），这样就为呼吸道创造了更多的呼吸空间。这也是为什么有些孩子在成年后扁桃体组织会萎缩到几乎看不到的原因。

只要你听力正常，你应该就不难发现孩子有打鼾现象。不过如果你跟孩子没有睡在同一张床上或者住在同一间屋子里，那你确实可能察觉不到孩子有睡眠呼吸暂停问题。不过你要记住，虽然打鼾和睡眠呼吸暂停一般会同时存在，但有一些睡眠呼吸暂停状况严重的患儿是不打鼾的。事实上，一项回顾性研究发现，仅仅靠收集孩子的临床病史（包括打鼾）来检测他是否患有睡眠呼吸暂停其实非常不可靠。

① 想一想，如果我们给一个经常需要在夜间醒来呼吸的孩子服用安眠药以帮助他在夜间睡得更好，这可能会产生什么后果？当父母说“安眠药起作用了”，这意味着什么？根据父母对“作用”的定义，安眠药是否只是让他们的孩子在睡觉时窒息更长时间？

打鼾和睡眠呼吸暂停的症状

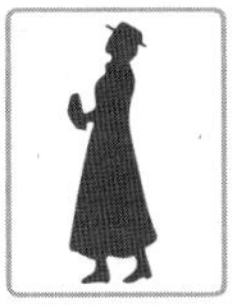

理查森警告妈妈们一定要在夜间监测孩子的呼吸。没有经验的妈妈如果听到孩子不规则和不自然的呼吸，就应该迅速采取行动。接着她详细地描绘了一幅关于打鼾和呼吸暂停发作时的画面，以此指出孩子因为扁桃体或腺样体肥大而呼吸困难，并进一步说明这样的孩子无法安静地睡觉，他们会从床的一边滚到另一边，而且经常脸朝下趴着睡。她在那个时期描述的呼吸紊乱会导致睡眠紊乱的画面就已经很生动了。

既然打鼾不是鉴别睡眠呼吸暂停的可靠标志，那么家长除了倾听或记录孩子的睡眠，还应该如何确保自己的孩子在夜间没有呼吸困难呢？

尽管我刚刚说过打鼾不是唯一可靠的指标，但它确实是最容易被观测到的一个因素。打鼾与睡眠呼吸暂停高度相关。巴西的一项相关研究指出，经常打鼾并感到疲惫的孩子患有睡眠呼吸暂停的概率比其他孩子高 3.5 倍。所以我们首先要注意的就是孩子打鼾和呼吸的特点。

你的孩子是每天晚上都打鼾，还是偶尔打鼾？只有 10% 的孩子每晚都打鼾，如果孩子每晚都打鼾，那他可能属于那 10% 有呼吸障碍的高风险人群。每晚打鼾不正常。当孩子的打鼾满足了特定标准后，我们就得担心他的打鼾已经从正常现象跨入不正常的现象了。

- 你的孩子是整夜打鼾还是只是短时间地打鼾？他的鼾声是比较小还是非常响亮？打鼾的时机和持续时间是我们衡量其严重程度的标准。
- 孩子打鼾是否受睡觉体位的影响？有时孩子可能只在仰卧时打鼾，侧卧或用背靠枕头支撑时不打鼾。

- 你的孩子打鼾是否与过敏、感冒或其他造成呼吸道阻塞的原因有关？
- 你的孩子有呼吸困难的症状吗？他的鼾声是否会不时地停顿、不稳定？他是否偶尔会有停止呼吸的情况？

这些问题可以帮你探究孩子打鼾的性质，并帮你及时发现孩子由简单的呼吸振动演变成更严重的呼吸问题的迹象。还有一些与打鼾有关的症状可能会出现。这些症状往往与打鼾没有直接联系，但可能是不好的预兆。想想孩子除了打鼾，有没有表现出以下症状。

1. 频繁的夜间觉醒。这些觉醒可能是良性的短小觉醒，孩子可以立即回到睡眠状态；它们也可能是更具破坏性的觉醒，把你也吵醒了。

2. 噩梦、夜惊和其他夜间异常行为。这些行为都可以归入夜间觉醒的范畴，但有时它们模糊了夜间呼吸和觉醒之间的联系。通常情况下，一旦我们发现并治疗了诱发事件（如呼吸紊乱），这些行为就会消失。

3. 遗尿症和功能性大便失禁。夜间尿床和其他问题可能是呼吸紊乱导致夜间唤醒功能紊乱的标志。

4. 注意力不集中和 ADHD 症状。不管你的孩子是已被确诊为 ADHD，还是他目前正在接受评估，抑或你只是越来越担心这方面的问题，呼吸紊乱导致的夜间睡眠中断都可能是导致孩子注意力不集中的重要因素。

5. 学习成绩下降。如果孩子的学习成绩突然出现了问题，你可能需要更积极地调查一下孩子的睡眠和呼吸问题。特别是那些因呼吸紊乱而产生过度嗜睡的男孩，他们更可能被误诊为学习障碍。事实上，打鼾、过度嗜睡和学习成绩问题三者结合，是患睡眠呼吸暂停的标志。①

6. 成长速度减慢。这是一个棘手的问题，不过不用担心，你的儿科医生会保留你孩子的成长曲线图。就我个人而言，关于孩子身高的评估是第一件我愿意跟别人竞争的事情②。因为生长激素主要是在孩子处于深度睡眠时分泌的，如果孩子睡得不好，深度睡眠减少，那他们的生长也会受阻，从而导致孩子有可能脱离他们目前的生长轨迹。我见过许多孩子在解决了呼吸问题后，几乎立即迎来一个生长高峰期。

请记住，这些症状通常与打鼾的孩子有关，但没有打鼾并不能排除睡眠呼吸暂停的诊断。如果你的孩子有上述症状，即使他睡得很安静，你也要考虑让他接受一次睡眠评估。

诊断睡眠呼吸暂停

诊断睡眠呼吸暂停一定要做睡眠监测。目前，有两种不同类型的睡眠监测：睡眠实验室内睡眠监测（或实验室内多导睡眠图监测）和家庭睡眠监测。但孩子睡觉时容易把身上的仪器电线碰掉、扯掉，所以有技术员在场协助的实验室睡眠监测是首选。

在睡眠监测期间，我们会监控孩子的多项指标，包括呼吸。睡眠呼吸暂停从根本上说是孩子的呼吸能力受到干扰，而这些呼吸中断又自然地导致了睡眠障碍。所以评估和量化呼吸紊乱非常重要。

---

① 也就是说，当这 3 个症状同时出现时，你的孩子可能有睡眠呼吸暂停问题。不过这种症状组合敏感度不高，如果你的孩子没有这些症状，也不能说明他们就没有睡眠呼吸暂停问题。

② 身高比 83% 的同龄人都高，我给个 B 吧，不错。

在睡眠监测的过程中，孩子身上会连接几个设备。

把一个鼻孔套管（或管子）放在他的鼻子或嘴巴下面，以测量他呼出的气息量。有些睡眠实验室会用气压的变化来进行测量。在睡眠监测中，它通常被标记为鼻腔压力传感气流。有些睡眠实验室还会使用一种叫作热敏电阻的仪器来测量温度变化。它的工作原理是呼出的空气会被身体加热，所以呼出的温暖空气和吸入的较冷空气之间的温度变化会产生波。这种波在多导图中看起来一般是平滑的曲线。

当孩子吸气时，图形中的监测曲线会上升（被称为负偏转），而当孩子呼气时，这个曲线会下降（被称为正偏转）。在图 13-1 的例子中，你可以看到这个孩子在 30 秒内呼吸了 8 次。

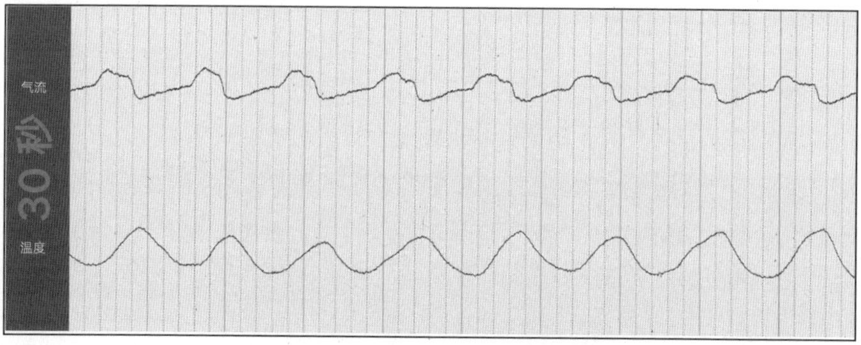

图 13-1　30 秒的睡眠监测呼吸模式

我们会在睡眠监测中寻找呼吸模式的变化，尤其是跟睡眠呼吸暂停相关的呼吸减弱或完全消失的情况。有时在上图所示的 30 秒的数据中，很难找到这样的情况。

当你看 5 分钟的呼吸模式时，就很容易找到这种情况了（见图 13-2）。

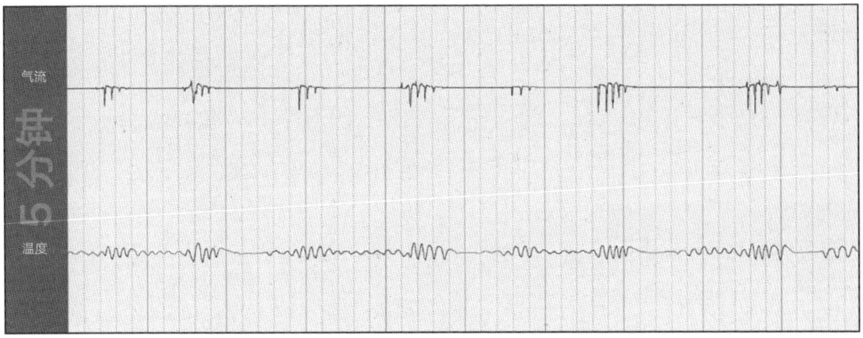

图 13-2 5 分钟的睡眠监测呼吸模式

热敏电阻和鼻腔压力传感气流是孩子从鼻子或嘴里进出的气体的指示器。如果我们沿着该气体的路径走，我们就会知道吸入的氧气最终会到达肺部，然后扩散到血液中。我们可以测量你孩子的血液中溶解了多少氧气。

血氧仪是一个简单的夹在手指上的装置，可以测量血液中携带了多少氧气。大多数人的手指上都挂过这个带有小红灯的装置，血氧饱和度的正常区间一般是 97% ～ 99%。在进行睡眠监测的时候，血氧仪会彻夜监测你孩子的血氧饱和度，如果一切正常的话，它看起来应该是这样的（见图 13-3）。

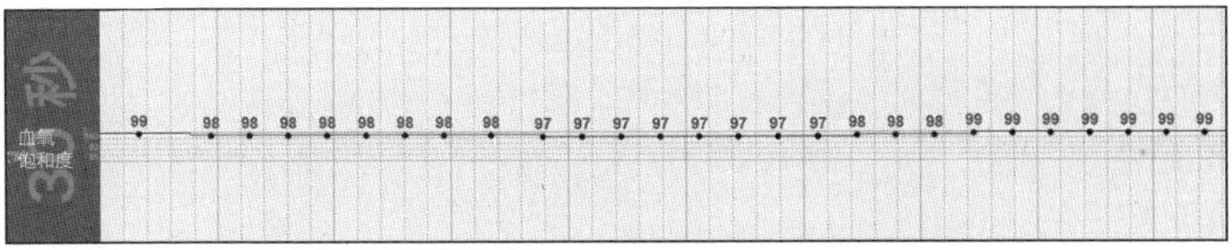

图 13-3 正常孩子多导睡眠图中的血氧饱和度变化情况

现在，让我们看看，在那些有呼吸问题的孩子的鼻腔压力传感气流和热敏电阻图中加入血氧仪数据后，监测图是什么样子（见图 13-4）。

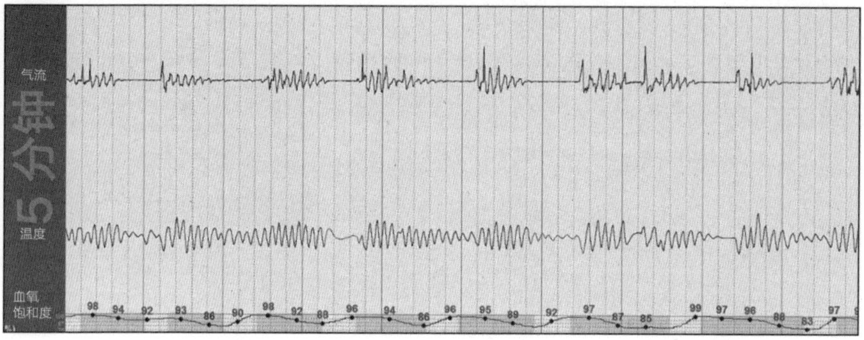

图 13-4 有呼吸阻滞问题的孩子的多导睡眠图中血氧饱和度变化情况

同样，我们可以很明显地看到呼吸阻滞，但是从图 13-4 中，你会看到在呼吸阻滞出现之后氧气减少了。我们之前讲过，我们的大脑喜欢氧气，所以，一旦孩子快速醒过来恢复正常呼吸，这个曲线也就会迅速上扬，回到正常状态。数一数，这个孩子在 5 分钟的睡眠里大约发生了 8 次呼吸阻滞，你可以想象这种模式持续一整夜会给孩子的睡眠带来多大的灾难。

在睡眠监测中，你可能还会注意到两条缠绕在孩子胸部和腹部的弹性带。你可以先观察一下自己的呼吸，低头看看自己的胸部和腹部，深吸一口气。你注意到你的胸部在膨大吗？然后，你再呼气，看看你的身体是如何在放气后变小的。与我们前面提到的呼吸设备一样，这些带子在拉伸和收缩时可以将这种物理变化转化为可测量的波形，以测量你孩子呼吸时的努力程度。

通常，当呼吸正常时，它们的波形跟热敏电阻和鼻腔压力传感气流类似（见图 13-5）。

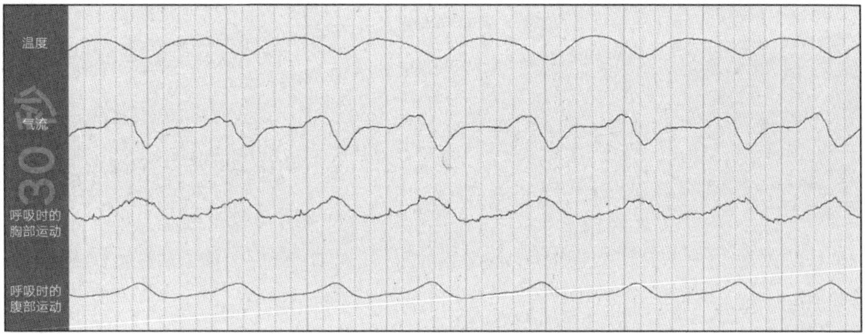

图 13-5　正常孩子多导睡眠图中胸部与腹部运动模式

然而，当呼吸出现问题时，这些带子输出的信息可以帮我们识别孩子出现的呼吸阻滞的特征，以确定这些呼吸阻滞是阻塞性呼吸暂停，还是中枢性呼吸暂停。在阻塞性睡眠呼吸暂停中，孩子试图呼吸，但有阻塞物阻止他呼吸。在监测图 13-6 中，你会看到孩子口中的气流量是一条直线，但胸部和腹部仍显示气流在移动中，这表明孩子正在努力地呼吸。

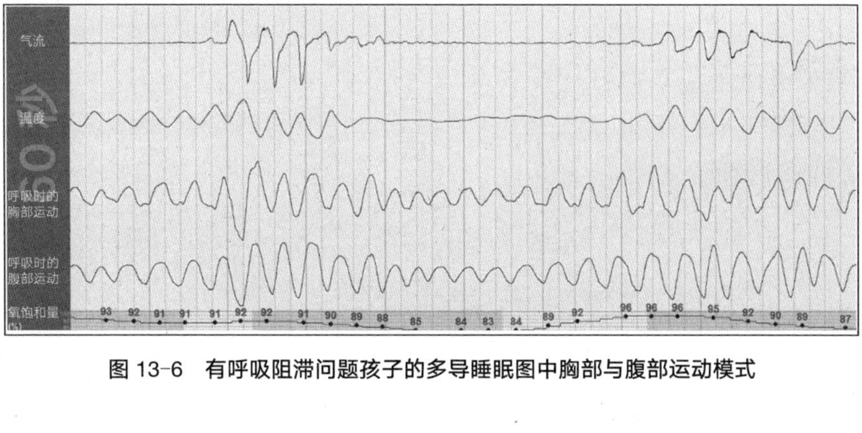

图 13-6　有呼吸阻滞问题孩子的多导睡眠图中胸部与腹部运动模式

如果在 2 次或 2 次以上的呼吸中，不管孩子怎么努力呼吸，气流量（在热敏电阻或鼻腔压力传感气流中）还是减少了 90% 或更多，我们就可以认为孩子有明显的呼吸阻滞问题。在图 13-6 中，鼻腔压力传感气流和热敏电阻的信号完全消失并趋于平缓（这超过了 90%），大约有 8 ～ 9 次的呼吸时间都没有呼吸发生——这远远超过 2 个。最后，你可以看到胸部和腹腔一直在努力呼吸。

在中枢性睡眠呼吸暂停中，气道没有任何阻塞物，但身体却没有呼吸（见图 13-7）。

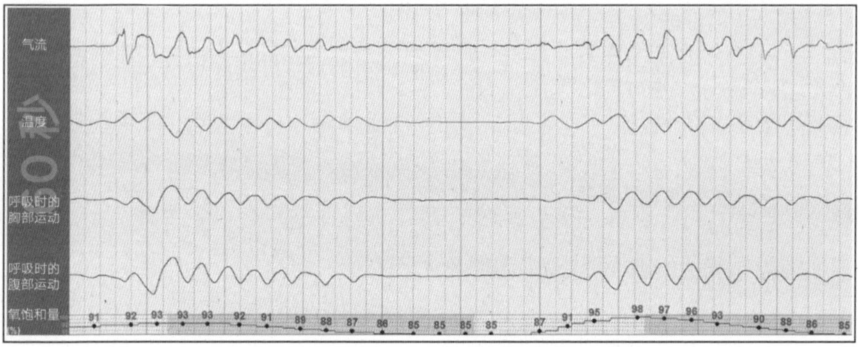

图 13-7 有中枢性睡眠呼吸问题孩子的多导睡眠图中胸部与腹部运动模式

这样，你就知道了我们睡眠专家是如何监测并计算出你的孩子在晚上出现呼吸阻滞的次数的。

打鼾和睡眠呼吸暂停的治疗

理论上，治疗打鼾和睡眠呼吸暂停很容易——对于打鼾，只要停止呼吸道的振动就可以；对于睡眠呼吸暂停，只要保持呼吸道通畅无阻就可以。是不是很简单？但事实并非如此，哪个孩子愿意戴一个呼吸机去朋友家参加睡衣派对？

对儿童睡眠呼吸暂停的治疗有一些细微差别。任何孩子，只要每小时有一次以上的呼吸问题，就可以被诊断为儿童睡眠呼吸暂停。这个诊断标准衍生出了极为广泛的诊断范围。

当一个孩子有睡眠呼吸暂停时，他们可能每小时出现 1.4 次呼吸阻滞，或者理论上可能每小时出现 180 次呼吸阻滞（每一次呼吸阻滞持续 10 秒，每两次中间间隔 10 秒）。就像一个人每年出现 1 ～ 2 次偏头痛与他每天出现 1 次偏头痛的对比一样，这种差异性是巨大的。

就算是我这样的睡眠医生，也觉得治疗孩子的这种病症非常棘手。睡眠呼吸暂停的诊断就像钉子，治疗方案就像锤子，我们需要结合背景信息做出诊断，然后才能给出合适的应对方案。

你的孩子首先需要去做一次睡眠实验室里的睡眠监测。在做完睡眠监测之后，非常重要的一点来了，你应该预约睡眠医生，和他一起坐下来仔细讨论睡眠监测结果。在某些情况下，儿科医生、家庭医生、耳鼻喉科医生或其他非睡眠专家会要求你孩子去做睡眠监测。这个时候，睡眠医生会查看监测结果并给出结论，有睡眠呼吸暂停，或没有。我们前面说过，睡眠呼吸暂停会表现出很多不同的症状，你需要关注你孩子的个人睡眠状况。很可惜，要求做睡眠监测的非睡眠专家可能不了解睡眠呼吸暂停之间的细微差别。为什么决定做睡眠研究监测？一个健康的孩子会打鼾吗？孩子有呼吸阻滞的情况吗？孩子经常夜惊、尿床和持续性地感染链球菌吗？这些睡眠监测前的特征与监测后发现的睡眠呼吸暂停的相对严重性、夜间血氧饱和度的变化、孩子的年龄和成长阶段，合在一起形成了一个复杂的决策链，你最好和睡眠专家仔细讨论。

关于孩子的睡眠呼吸暂停的治疗方案不多。手术（如扁桃体切除术）是最常见的治疗途径。对于有牙齿过度咬合问题的孩子，戴牙套或进行牙齿矫正手术可以有效解决这个问题。顺便说一句，我也曾见过这样的病例，孩子的咬合力不足问题被矫正后，他很可能会出现睡眠呼吸暂停问题。当然，和大多数成年人一样，孩子也可以使用持续性正压呼吸机进行治疗。对大多数孩子来说，这个太难了，但是我也经常吃惊地看到一些孩子在必要时会非常配合这个治疗方案。

使用呼吸机的好处之一就是它有临时性。这一点很重要，因为对一些年幼的孩子来说，他们长大后这个疾病会自然消失。随着他们身高的增高以及上呼吸道相对大小和比例的变化，他们呼吸动态的改变足以改善睡眠呼吸暂停的情况。新型的呼吸机可以帮助专家跟踪孩子呼吸阻滞的严重程度。有些孩子的呼吸可以改善到不再需要呼吸机的程度。这时你就可以让孩子再做一次睡眠监测以确保他的这个疾病痊愈了。

对于那些症状轻微的孩子，他们可能没有必要进行任何治疗。睡眠专家可以通过常规复诊来监测症状的发展。有时候减轻体重和调整孩子的睡姿（让头高位倾斜）可能会有帮助。

杰克对睡眠监测非常感兴趣。他在睡眠实验室过夜时表现得非常好，唯一的问题是，他坚持在盛夏时节穿着厚重的印有克利夫兰守护者队图案的法兰绒睡衣，所以汗流浃背是那晚上出现的唯一问题。他的检测结果让人大跌眼镜。

图 13-8 是他长达 5 分钟的睡眠片段。现在你已经知道我们在睡眠监测中是如何测量呼吸的，那一起来看看他的热敏电阻和鼻腔压力传感气流追踪数据。注意每次呼吸后的一条直线停顿——杰克有很多这样的停顿。此外，这些停顿发生的时候，他的血氧饱和度大幅下降。在小孩子身上看到这样的

呼吸状态真令人难过。

这样的呼吸紊乱，杰克每小时有近 40 次。你都不需要去想儿童睡眠呼吸暂停的诊断标准了，就算按照成人的诊断标准，杰克也会被诊断为重度睡眠呼吸暂停。

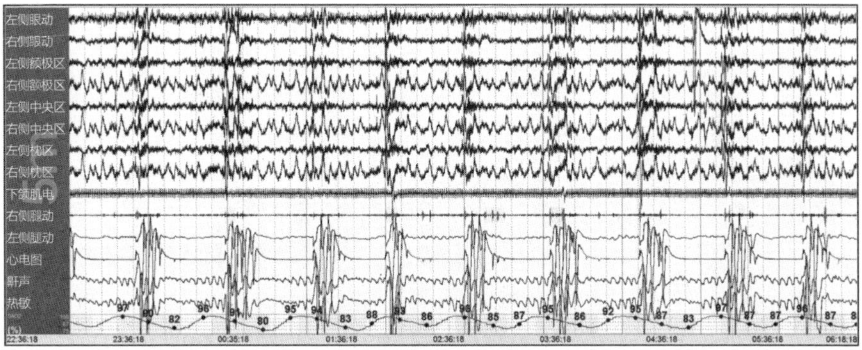

图 13-8　杰克的多导睡眠监测（5 分钟）

好消息是，我们找到了根源，而且有办法去解决这个问题。在我们一起讨论了现有的治疗备选方案后，他们决定咨询一位当地的耳鼻喉科医生，这名医生以对扁桃体切除术持保守意见而闻名（我认为这很好）。我经常把我认为扁桃体偏大的孩子交给他，而他给我的回应一般是“哦”。但是这一次，他也被惊到了，建议孩子立即进行手术。

最后，杰克切做了扁桃体切除术，还吃了很多冰激凌。跟许多有明显的睡眠呼吸暂停的孩子一样，杰克术后的恢复是惊人的，一两个星期后他的睡眠就得到了改善。我们第一次复诊时，他的体重已经掉了 2 千克，他的行为问题也有所改善，学习成绩也提高了。而且他立刻停止尿床了，再也没有复发过。同年晚些时候，克利夫兰守护者队参加了世界锦标赛。这对杰克来说真是个好年头。

睡眠小贴士

1. 尽管我们在第 13 章中才谈论睡眠呼吸暂停，但这是孩子中常见且严重的睡眠问题。
2. 睡眠呼吸暂停和打鼾并不一定有联系。一个孩子可能打鼾但没有睡眠呼吸暂停，可能有睡眠呼吸暂停但不打鼾，或者两者都有。
3. 如果你做了睡眠监测，那你要坐下来和医生谈谈监测的结果。诊断睡眠呼吸暂停不需要做手术或使用呼吸机！
4. 在一些比较特殊的情况下，睡眠呼吸暂停的发生不是因为你的孩子不能呼吸，而是因为他的大脑不愿意呼吸。中枢性睡眠呼吸暂停应该交给睡眠专家来处理。

第 14 章

睡眠和特殊情况

前方驶入医学信息混乱之地，
请系紧安全带。

经典案例

我第一次见到夏丽蒂时，她正在看我们办公室放着的最新杂志《名利场》(*Vanity Fair*)。尽管她不能言语，但她还是翻看了每一页。如果照片上有一个穿裙子的女人，她会指着她发出声音，好像是在说："哦，我喜欢这个。"然后微笑。每次她都会看向妈妈以寻求认可，而每一次她妈妈都给出一个简短但令人印象深刻的回答："是的，这是件漂亮的衣服。""哦，这件衣服真讨人喜欢。""我不确定那是不是裙子。""哦，天哪，这一件太丑了。"

夏丽蒂是一个 16 岁的孩子，患有唐氏综合征，她发育迟缓，有严重的认知和语言障碍。她被一位儿科医生诊断为患有头痛症，这种头痛本来被认为是偏头痛，但她对治疗偏头痛的药物没有反应，这让医生很担心。她的呼吸道狭窄，晚上鼾声很大，有睡眠紊乱的症状，因此，这位医生将她转诊到了我的诊所。

除了打鼾和睡眠呼吸暂停，夏丽蒂也不怎么睡觉。她总是家里最后一个睡着、第一个醒来的人。夏丽蒂的妈妈已经习惯了她的这个睡眠时间表，但对于她的女儿是否得到了充分的休息，她总是隐隐不安。

问诊后，我们达成了共识，她可以保留那本《名利场》，我们会安排她进行一次通宵睡眠监测。

有各种各样的医学状况会给孩子带来独特的睡眠问题，这些问题可能是暂时的，也可能演变成终生的挑战，尤其是把针对普通孩子的诊断标准和治疗方法应用到你独特的孩子身上时。本章将介绍这些孩子所面对的独特的睡眠问题、目前关于这些独特睡眠问题的相关研究，以及帮助他们获得所需睡眠的实用建议。

唐氏综合征

患有唐氏综合征的孩子中，50% 左右的孩子都伴有睡眠问题。这些孩子可能有与睡眠相关的行为问题（如失眠、焦虑等），或者与睡眠呼吸暂停相关的躯体障碍，这让嗜睡或者睡不着的问题更具迷惑性。

考虑到这个群体中高发的睡眠呼吸问题，我觉得所有的唐氏综合征患者都应该去做一个睡眠监测。长期来看，及早做睡眠干预不但可以改善孩子的身体健康状况，还能提升他们的智力水平。

自闭症谱系障碍

多达 80% 的自闭症孩子有睡眠障碍。其中，35% ～ 40% 的孩子有入睡困难或维持睡眠困难的问题。这是许多患有神经系统遗传性疾病的孩子的共同特征。事实上，非典型性失眠可能是幼儿自闭症的一种表现形式。异常频繁的睡眠觉醒可能比自闭症的诊断早一年。虽然许多研究表明，自闭症孩子在夜间醒来的频率更高，但他们每晚醒来的次数可能只比正常孩子多 1 ～ 2 次，所以这种睡眠觉醒很难被察觉。这些干扰不是没有后果，这些孩子的睡眠障碍往往与注意力不集中、易怒、多动行为、攻击性行为的高发概率有关。

最新的证据还显示不宁腿综合征可能也是导致失眠的原因之一，39% 的自闭症孩子既有不宁腿综合征，又有失眠的问题。

哪怕是最轻微的自闭症，我也建议去做一下睡眠障碍筛查。这个筛查可能有助于大大改善其白天的行为问题。

第 10 章中讨论的节律性运动障碍也常见于自闭症患者，特别是那些用头撞墙的症状很容易让孩子受伤。

头部外伤和脑震荡

头部受过伤或有过脑震荡的孩子在受伤后更容易出现睡眠紊乱或者过度嗜睡的迹象。他们有时候会在受伤后立刻出现睡眠问题，有时候会在伤后很长一段时间才开始睡不好。即使孩子看起来已经完全康复了，这也无法保证他不会出现睡眠问题。最近的一项研究表明，年幼的孩子可能比年长的孩子更容易受到这些创伤的影响，从而出现睡眠问题。

癫痫

睡眠障碍是癫痫患者常见的主诉症状之一，也是最容易被忽视的症状之一。医学专家们也会有疏漏的时候。癫痫的表现方式多种多样，本来就很难发现，但是睡眠中的癫痫发作更让人难以觉察，这往往预示着更严重的癫痫问题。

有几种癫痫通常在幼儿期就开始出现，以夜间症状或夜间发作为特征。最常见的一种是儿童良性癫痫伴中央颞部棘波（原名为良性罗兰化癫痫）。在白天，这些孩子常常表现出抽搐、麻木或面部刺痛等症状，可能会引发流口水和语言障碍问题。他们在晚上睡觉时的独特脑波模式也让人费解。这些孩子 70% ～ 80% 的癫痫发作都是在晚上睡觉的时候。这些癫痫发作和睡眠紊乱常常导致不准确的诊断。

青少年肌阵挛性癫痫是另一种在青少年中常见的与睡眠有关的癫痫，其典型症状是在夜间睡眠或午睡中醒来的一到两小时内抽搐或癫痫发作。因为这些症状通常发生在接近睡醒的时候，所以其特别容易被误诊为睡眠障碍。此外，睡眠剥夺是青少年肌阵挛性癫痫发作的一个已知风险诱因，因此确保充足和高质量的睡眠对这些孩子来说是最重要的。

虽然癫痫发作是相对少见的造成睡眠紊乱的原因，但对于任何在夜间频繁醒过来的孩子们，我们都有必要考虑这个诊断的可能性。

双相情感障碍（躁郁症）

一些研究表明，患有双相情感障碍（又称躁郁症）的孩子更容易出现睡眠障碍，包括失眠、拒绝上床睡觉、异睡症和昼夜节律紊乱。在最近一项针对 21 名 24 岁以下的双相情感障碍患者进行的研究中，41% 的人说自己睡眠质量很差。这些孩子都应考虑进行睡眠评估、行为睡眠评估和昼夜节律干预。其他 59% 的睡不好的孩子，都应该考虑进一步去做个多导睡眠图评估（也就是睡眠监测）。

多项研究发现，双相情感障碍患者需要花更长的时间才能入睡。2020 年的一项研究发现，双相情感障碍的患者往往在晚上睡得更少，而在白天可能睡得更多，睡眠减少主要发生在凌晨 12:00 到早上 6:00。其他研究表明，他们更密集的快速眼动睡眠为这种睡眠需求的减少提供了脑电证据。

根据我的经验，医生们往往会忽视上述睡眠干预措施。因为心理健康专家们认为，“健康的睡眠对于优化精神障碍的治疗效果至关重要”，所以他们更偏向于使用镇静类药物。我不反对这个出发点，但我不同意使用曲唑酮、思瑞康、氯硝醚或其他镇静类精神药物可以产生“健康睡眠”的这个假设。镇静和睡眠完全是两码事。

双相情感障碍的存在让情况更加混乱了。当双相情感障碍患者急性发作时，他们会暂时打破“每个人都能睡着觉”的这个规则，并且有时候可能需要使用镇静剂，因为这个症状的发作对孩子来说通常是危险的。尽管镇静剂有必要用于紧急情况，但在一般情况下，它并不是一个合适的治疗方法。如果医生在没有紧急情况的时候给孩子开镇静类药物让孩子每晚使用，那么家长一定要勇于质疑，确保咨询过睡眠医生，或者确保有睡眠医生持续参与治疗过程。

维生素和营养缺乏症

这类疾病很少见。如果一个孩子的营养缺乏都影响到睡眠了，那么他的饮食营养问题可能更加严重，更加需要关注。尽管如此，以下情况还是值得考虑的。

1. 铁。缺铁会导致贫血，会引起昏睡和疲惫感。缺铁也容易造成不宁腿综合征。

2. 脂肪酸。有一些证据表明，缺乏长链脂肪酸（如二十二碳六烯酸）的孩子在补充脂肪酸后睡得更好了。一项针对 7 ～ 9 岁孩子的研究显示，在补充脂肪酸后，他们的平均睡眠时间增加了 58 分钟，夜间醒来的次数也减少了。

3. 镁。众所周知，镁可以增加大脑中的 Y- 氨基丁酸水平，这是一种可以让大脑平静下来的神经递质。尽管有零星的证据可以证明它能改善成年人的睡眠，但没有令人信服的证据可以证明它能改善孩子的睡眠。我们只知道很多孩子的镁摄入量经常不足。

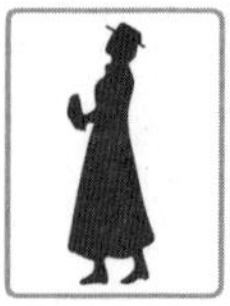

做睡眠监测的时候，夏丽蒂是一个模范患者。我的技术员第二天给我发了一条短信，称赞她是一个了不起的患者。我从睡眠监测的视频中可以看到，当电极连接到她的头皮上时，她正在阅读我办公室里的那本《名利场》杂志。

她的睡眠监测结果显示她有严重的睡眠呼吸暂停，后来通过扁桃体切除术和用超声波缩小她的舌头尺寸的手术，给她创造了更多的呼吸道空间。手术使她的呼吸暂停指数从每小时约 30 次降至每小时 11 次。

睡眠监测还发现了迄今为止没人注意到的心动过缓的情况。这种较慢的心律导致了几次心脏阻塞的发作，这也被睡眠技术人员发现了。夏丽蒂被重新介绍给一位心脏病专家进行后续治疗。

手术后，夏丽蒂的头痛症状明显减轻，她妈妈也因此成功地给她停掉了两种药物。整个疗程结束后，她妈妈还说夏丽蒂不再那么容易沮丧和发脾气了。

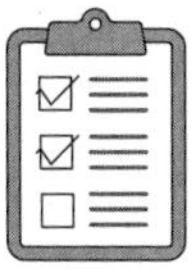

睡眠小贴士

1. 睡眠问题在很多病症中都起着重要作用。
2. 睡眠评估后的一些干预计划，通常可以帮助患者改善疾病的严重程度和治疗反应。

第 15 章 The Rested Child

疲劳症

为什么我的孩子如此疲惫？

经典案例

16 岁的凯莎在妈妈的陪同下来到我的诊所。她在过去一两年里经常感到疲惫不堪，而且症状正在慢慢加重。凯莎曾经是一个前途无量的体操运动员，但现在她根本没有办法也没有动力参与体操运动了，“我几乎无法将自己拉到高低杠上”。她被医生和教练诊断为患有焦虑症和慢性疲劳症，在这之前她还有过进食障碍的病史。妈妈补充了一长串与“凯莎需要更多睡眠”有关的病史。她曾读过一篇关于“奥林匹克体操运动员需要更多睡眠”的文章，所以她坚持认为如果凯莎能睡得更多一些，一切就会好起来。她目前在服用两种我称之为“秘密安眠药”的药物，之所以这样命名，是因为它们没有被美国食品药品监督管理局（FDA）正式批准用于治疗失眠，但医生们常让患者在夜间服用特定的剂量来达到镇静的目的。她服用的是曲唑酮（FDA 批准的抗抑郁药）和小剂量的思瑞康（FDA 批准的情绪稳定剂和抗精神病药）。可惜这不但没什么用，还使她的情况变得更糟。

“你说的没有任何帮助到底是什么意思？”我问道。面对那些孩子碰到难题的父母，我们需要先确定治疗目标：帮助什么？帮助她赢得体操比赛的金牌，还是只要能帮她去参加训练就可以，或者让她感觉不那么疲劳更正常一些？

而这些都不能帮助她入睡。

以我之见，在睡眠领域里没有比疲劳症更重要的话题了。你可能会问："如果它如此重要，那它怎么会出现在书的末尾？"答案很简单：要完全理解孩子的疲劳，你得先变成一个睡眠专家。

困倦与疲劳的区别

在我们讨论疲劳之前，我想简要地讨论一个词：累。"累"是一个重要的词，因为你的孩子 99.99% 的可能会用"累"而非"疲劳"来描述他的感觉。

他更可能说："妈妈，我好累，我的肚子很痛。"他不太可能说："妈妈，我感觉我的上腹部不舒服，还伴随着不知缘由的严重疲劳感。"

当提到"累"这个词时，我想到了一把伞。

“累”这个词被许多孩子用来表达一系列不同的感受。据我的观察，这个模糊术语主要有两个症状：嗜睡和疲劳。

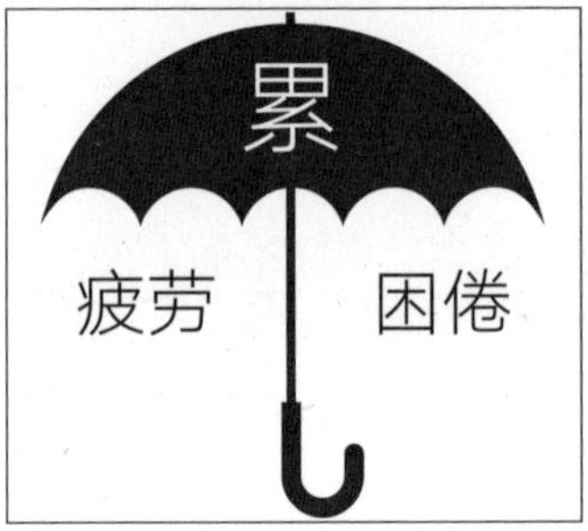

我用“累”这个词，是因为它是孩子们使用频率最高的词。“我累了，想睡觉。”你可以用各种各样的词来代替累：“疲倦了”“筋疲力尽了”“被打败了”“被炸干了”“委顿了”“溃不成军了”“用尽了全身的力气”“不行了，累透了”，等等。它们都是类似的无法被清晰定义的词。

那么，搞清楚孩子到底是困倦还是疲劳有什么用呢？其实这个区别非常重要。到目前为止，我们已经花了大量的时间来讨论睡眠和睡眠障碍。这本书的大部分内容是由那些破坏睡眠的诊断构成的。这些诊断的结果常常是一个嗜睡的孩子——一个在不应该睡觉的时候想要睡觉的孩子（在许多情况下，他能获得睡觉的机会）。当一个孩子在化学课上睡着时，他会发生什么？他们的大脑由于某种原因非常需要睡眠，以至于他们在实验室本生灯的旁边睡着了。

嗜睡是一种对睡眠的过度驱动力，原因要么是缺乏足够的睡眠量（本书第 5 章的内容），要么是睡眠缺乏质量（几乎贯穿于本书的所有其他章节）。它不一定是病态的。忙碌的一天结束后，我们感到嗜睡很正常。根据嗜睡的定义，白天嗜睡一般来说是病态的，这说明有不对劲的地方，这是我每天在诊所试图解决的问题，我也希望这本书能帮助你和你的孩子解决这个问题。

现在，让我们把注意力转移到疲劳上。我们常把累和困两个词互换使用，正因为如此，疲劳障碍总是轻易地被当成了睡眠障碍来治疗。

疲劳是什么？一个词：能量。你原本打算做 11 个仰卧推举，但是只做了 9 个就停止了，因为这时候你的肌肉根本就没有能力继续举起这个重量了。通常你稍微休息一下，就能恢复肌肉能量继续举重了。就细胞层面而言，这和线粒体里面可用的能量有关，就像油箱里还有多少油可用一样。如果油箱空了，系统就会运行得特别慢，甚至会停止运行。注意，我完全没有提到睡眠或睡眠驱动力。你完不成的那最后两个仰卧推举动作，不是因为你在凳子上打瞌睡，也不是因为你被困意征服了。你无比清醒，对旁边的观察员大喊“我可以的”，而对方回喊“看你的了”。这种时候，没有人打哈欠。

当我接诊情况很复杂的患者时，我会常常回想一下全部的信息，然后把这些信息都装进“一句话总结”里。在使用一些语言表达技巧后，这句话可以清晰而全面地描述患者的问题。在医学院学习的时候，我很快就发现有些医生具备这种语言能力，有些医生则没有。[①] 下面是我的一句话总结：16 岁的凯莎在过去的两三年里一直受到慢性疲劳问题的困扰。

看看，这句话有睡眠的影子吗？在研究她的睡眠史时，我发现她曾经有

① 当我的孩子还小的时候，每次他们读一本书，我经常会问他们用怎样的一句话来总结那本书。《哈利 · 波特》对孩子们来说很难用一句话来概括，所以我得到的答案差异很大。记得我女儿读完托尔金（Tolkien,《魔戒》等书的作者）的书时，我问她的总结句，她毫不犹豫地说：“基本上是《哈利 · 波特》的翻版。”

入睡困难的问题，但药物帮助她缓解了这个问题。那接下来，我会问一个合乎逻辑的问题：“凯莎，你什么时候上床睡觉？”

“晚上 9:00。”

你知道有哪个 16 岁的孩子是晚上 9:00 上床睡觉的吗？我反正没听说过。

“在你开始服用现在的药物之前，你一般花多久睡着？”

“通常是一个小时，有时更久。”

“那为什么不在一个多小时后，当你的身体本能地想要睡觉的时候，你再上床睡觉呢？”

母女俩都露出了困惑的表情。

“因为我太累了。”

休斯敦，我们有麻烦了。[①]

很多时候，疲劳症患者自己大脑中会有这样的连接。他们早晨醒来后，伸了个懒腰，然后立即体验到了那种熟悉的疲劳感。这时，他们回想一下，告诉自己：唉，如果我可以睡得更好一些或更多一些，我就不会有这种感觉了。有可能会感觉好一些，但也有可能不会。

① 汤姆·汉克斯在 1995 年的经典电影《阿波罗 13 号》中所说的经典台词。

换个角度想，我们越来越专注于通过改善睡眠来治疗一个人的疲劳感，这就像是，用我们给心脏病患者治疗胸痛的硝化甘油来治疗某人痛失亲人后的心痛感觉。这两种心痛不尽相同。

我对改善凯莎的睡眠有异议吗？绝对没有。这即使不能解决她的主诉问题，也能帮她改善睡眠。只是，其中有两个小问题：① 给一个 16 岁的孩子服用曲唑酮和思瑞康真的能改善她的睡眠，还是只是在让她镇静下来？② 我们能确定凯莎真的需要改善她的睡眠吗？有什么证据证明她的睡眠问题亟待解决？

读到现在，你应该已经知道了第 1 条问题的答案。如果你想让我总结一下所有能证明这两种药物可以改善凯莎睡眠的研究成果，很遗憾，我做不到。这样的研究完全不存在。她服用这两种药物是因为，她、她妈妈和她的主治医生，都不明白嗜睡和疲劳之间的区别。因为凯莎有一个动力满满的、善于使用手机查询信息的妈妈，所以，相信我，16 岁的凯莎在这两年里一定见过无数的专家。诸如“她必须保证睡眠才能好起来”“她的疲劳说明她的睡眠不好，所以我们需要想办法让她睡好觉，让她的身体得到恢复”之类的空洞的话语充斥着她们的脑袋，所以我们当然不能眼睁睁地看着凯莎每晚花一个多小时才能入睡！难怪她会这么累。

你发现问题了没？这里有个判断明显是错误的，我们来看看这个逻辑：

- 凯莎很累，很疲惫。【对】
- 凯莎需要一些时间才能睡着。【对】
- 如果我们能让凯莎更快地入睡，她就不会感到疲劳了。【错】

根据你到目前为止读过的所有内容，你会知道有睡眠障碍的人一般想要更多的睡眠，而不是更少的睡眠。你也知道不同的人需要不同的睡眠量。那么看待这个问题的另一个角度是：

- 凯莎很累，很疲惫。【对】
- 凯莎在她自己觉得非常困之前就想上床睡觉，所以她需要花一些时间才能睡着。【对】
- 我们应该停止睡眠评估，把重点转移到凯莎疲劳的原因上来。【对】

至少在开始治疗她的疲劳问题之前，凯莎确实从来没有出现过原发性睡眠障碍。自从周围的人跟她说她必须晚上 9:00 之前上床睡觉后，她现在不但真的有了睡眠障碍，而且还得靠药物才能睡着。每天晚上都冒着健康的风险去睡觉真是太可怕了。

在凯莎的案例中，我觉得做一个睡眠监测以获得一些关于她睡眠质量的客观数据很重要。对于像凯莎这样久病不愈难以治疗的案例，我通常尽量自信满满地向家属和转诊医生汇报我的诊断意见。我的第一感觉是之前的诊疗方案出过错，所以我需要用具体的数据来支持我的专业意见。

这种时候，我的工作内容在发生变化。我从一个要解开医学之谜并告诉你诊断结果是什么的人，变成了一个不能告诉你诊断结果是什么的人，但是这样做可以帮你排除一些可能性原因。这虽然不是英雄之举，但是至少我们有一些进展了。

与治疗疲劳相比，治疗嗜睡简直就是轻而易举的事情。像我之前说过的，如果孩子犯困，那他们面对的是睡眠量不足或睡眠质量下降的问题，这两种情况都不难确定。我在一次演讲时曾提过，我可以写一本几厘米厚的书，上面写满了无数个导致孩子疲劳的原因。我甚至说过这些原因涵盖了以所有字母开头的词，当时一位听众立刻就喊："那你列一下。"我当场就开始列举，一路畅通无阻，当我说到以 J 开头的词时，才卡住了。

那天晚上，我还在因为错失了既能让观众惊叹又能传达重要信息的机会而耿耿于怀，于是我花了大约 20 分钟列了这份清单，其中许多字母都有多个备选选项：

贫血
维生素 B12 缺乏症
癌症
充血性心力衰竭
慢性阻塞性肺病
新冠肺炎
库欣病
抑郁症
糖尿病
电解质紊乱
纤维肌痛综合征
悲伤
激素缺乏症
缺铁性贫血
茹贝尔综合征
肾脏疾病
莱姆病
单核细胞增多症
多发性硬化症
肾病综合征

磷酸酯中毒
体位性心动过速综合征
怀孕
Q 热肺炎
类风湿性关节炎
维生素 C 缺乏病
猩红热
链球菌性咽炎
甲状腺疾病
尿毒症
水痘
百日咳
黄嘌呤氧化酶缺乏症
耶尔森氏菌肠炎
赛卡病毒

本章内容尤其是这份清单主要是为了让你知道：导致孩子疲劳的原因有很多。如果治疗孩子疲劳问题的医生不跟你说明其他可能性原因，那你就该换医生了。

“我们已经检查了所有的可能性”是谎话，因为这个清单几乎是无穷无尽的。医生真正想说的是“我们已经检查了我们所知道的一切”。这就像你问我“为什么我的车发动不了”是一样的。

“你有钥匙吗？”
“有。”
“你的车里是否有汽油？”

“是的。”

“刹车闸是否放下了？”

“是的。”

“你车上电池的电量是否充足？电池和车的链接是否良好？”

“是的。”

“车的发电机是否运作正常？”

“是的。”

这时候我就无计可施了。我已经排除了一些简单的情况，是时候把你的车交给修车专家了，我的汽车知识就这么多，但是我不知道答案并不意味着答案不存在。

疲劳也是如此。我们最终将凯莎转诊给另一位专门处理孩子疲劳问题的专家。凯莎最终被诊断出患有更不寻常的蜱虫病和某种食物不耐受症。一个疗程的抗生素和不含小麦成分的饮食很快就将她治愈了。对我来说，她这两个不寻常的诊断一直很困扰我：蜱虫病和麸质过敏。作为一名神经科医生，我的神经特别想知道真正的答案：是蜱虫的问题，还是面包的问题，抑或是概率问题？

这个故事很有趣，因为当凯莎几年后再次来到我的诊所时，她的状况仍然保持得不错。她坚信一直以来都是小麦的问题，跟蜱虫病无关。她说：“我经常说服自己这都不是真的，然后放肆吃比萨和面包，结果每次我都得付出代价。绝对是小麦的问题。我不知道为什么会这样，但我讨厌这样。”

我认为在书中增加一个关于孩子疲劳问题的章节很重要，因为我希望你在见家庭医生的时候，已经有了充分的了解，并做好了准备。我想让你明白，虽然从甲状腺检查、维生素 B12 检查、血糖检查和单核细胞检查开始很好，但这些检查结果正常并不意味着你完成了全部的筛查疲劳的工作，你还有很多工作可以做。

慢性疲劳综合征

最后，我想聊一下慢性疲劳综合征这个诊断，尤其它是一个症候群，不是一种单一的疾病。

医学上有很多综合症候群，这些症候群通常都带有奇怪的、难以界定的污名。肠易激综合征、多囊卵巢综合征、体位性直立性心动过速综合征、复杂性区域疼痛综合征和纤维肌痛综合征（该综合征的病理生理至今不明，因此对它的治疗方法也不多）。在孩子中，有大量的遗传异常综合征（如唐氏综合征、克氏综合征、雷特氏综合征）。

到底什么是症候群？它与疾病有什么区别？疾病通常是一种医学障碍，有已知的病理生理学原因，并可能有明确的治疗方法。哪怕无法治愈，也基本上知道问题的根源。

以糖尿病为例。糖尿病来自希腊语 diabetes（虹吸）和 mellitus（甜味），从字面上看，它是指从身体里虹吸出来的甜味液体，因为糖尿病患者体内的糖分会进入尿液，而不是被身体细胞合理加工。我们在 19 世纪末、20 世纪初找出了这种疾病的根本原因，即胰腺和胰岛素的作用，然后治疗方法很快就出现了。重点来了：一种疾病有了科学验证的机制，解释了所有的症状（血糖的特征性变化、视网膜病变、带果味的呼吸、肾脏损伤、昏迷），并揭示了治疗方法（找出一种方法帮助身体制造胰岛素或减少对胰岛素的抵抗）。

但是，综合征就没这么简单了。一个患有慢性疲劳综合征的人总是不明缘由地感到疲劳。甲状腺检查、血糖检查、单核细胞检查、莱姆病检查和睡眠监测的结果都是正常的。就像咖啡店的集卡活动一样，一旦你收集了 9 个正常的测试结果，你就免费得到了一个慢性疲劳综合征的诊断！

肌痛性脑脊髓炎（慢性疲劳综合征的另一个名称，如此命名也许是为了帮助那些不承认它是一种真正疾病的人承认它是一种疾病）的问题是，它没有像糖尿病那样典型的疾病过程，更重要的是，它没有任何有效的治愈方法。这种疾病影响着不同年龄段的数百万人，导致他们失业，并产生高额的医疗费用，它所造成的经济损失为 1150 亿～ 1630 亿元，而它却没有诊断标准。医生们经常把这个症候群称为“废纸篓”诊断。换句话说，不符合其他任何诊断标准的疾病都可以扔进这个症候群范畴。

我自己完全可以坦白地说，不仅医学上有许多我不知道或无法解释的事情，而且睡眠领域中也有许多我无法解释的事情。我们有时候就是没办法把一个现象准确地归入一个诊断类别，慢性疲劳综合征就是这样。

慢性疲劳综合征是真实存在的吗？我认为是的，但从许多方面（根据其诊断标准）来看，它更多的是一种排除性诊断。这意味着要做出诊断，你需要先排除所有其他的疾病和慢性疲劳的各种原因，然后你才能做出一个让自己感觉正确的临床判断。

如果你按照正确的步骤去做，你的感觉应该不会差。有人无法治愈你孩子的慢性疲劳综合征，这并不意味着它不是真实的疾病，就像我无法解释为什么大家热衷于在餐馆里给点的食物拍照，这并不影响有那么多人喜欢这么做。一旦确诊，你就可以开始采取干预措施来减少综合征的影响了。

另外，我不知道为什么孩子会得慢性疲劳综合征。你在橄榄球比赛里，因为一次大的擒抱动作摔断了腿，这很糟糕，但拄着拐杖走在学校里，你会受到各种关心和同情，甚至还能让你喜欢的同学在你的石膏上签个名，这是不是很棒？但是因为你觉得太过疲惫起不了床，结果你上学迟到溜进教室，还得磕磕绊绊地解释什么是慢性疲劳综合征，这一点儿也不酷。不公平！我这么说吧——并不是说我已经快变成一个老医生了——多年来，我经常看到患者身上的这种疾病突然消失，就像它出现时那样奇怪和莫名其妙。事实上，我经常看到这种情况。有时候我在杂货店遇到以前的患者的家长，如果他们认出了我，他们会告诉我，从上次见面后的几年里，孩子的病情似乎好转了，他们的孩子正准备去当赛艇运动员。所以，希望是存在的。你要找一个对疲劳症有积极态度的儿科医生，或者去找一个这方面的专家，遵医嘱，做好他们告诉你的每一件事，不要放弃希望！

睡眠小贴士

1. 医生们常常把疲劳症看作与嗜睡症一样的疾病，其实不然。
2. 如果疲劳症被误诊为睡眠障碍并按照这个诊断进行治疗，那么情况通常会变得更糟糕。

你已经是一位儿科睡眠专家了

我一直很担心当父母经过书店的育儿区时，书架上会传达出这样的信息：熬过前一两年，你就成功了。仿佛一旦宝宝断奶，并开始能在夜晚睡整觉，他的睡眠问题也就随即消失了。

我经常思考孩子和他们的睡眠健康问题——不管是那些来过我诊所的孩子，还是从没来过的孩子。就像我妻子教室里的那个小学生，即使他每天都在课堂上睡着，成绩却还尚可，我很好奇他有多少次因为这样的行为而受到惩罚[①]。

我太太会说："我确定他有嗜睡症。"学校的规则让我

① 我太太不会惩罚他，相反，她在想办法帮他寻求专业的帮助。

们无法对他进行医疗干预，所有试图与学生妈妈沟通的努力都没有得到答复。每当我知道有些孩子明明可以解决自己身上的问题，却没有得到自己需要的帮助、照顾和教育时，我都会感到心痛。

那个男孩成绩不好，不是因为智力低下或能力不足，而是因为睡眠不好，这很重要。如果他能得到更多的休息，并能展示自己学会的知识，他又会取得怎样的成就呢？看到这样的学生一直挣扎着长大成人后，才终于解决了他们的睡眠问题，我真的感到很悲哀。我常常忍不住想：问题终于解决了，太好了，但是如果……他又会怎么样呢？

在医疗领域里，有些疾病发生得极为迅速，如心脏病发作，但也有一些疾病会发生得特别缓慢。睡眠障碍通常就是进展缓慢的那一类——它们悄悄进入我们的生活，一点一点改变我们的生活。作为父母，我们应该特别警惕，并经常质疑我们孩子是否得到了充足的睡眠和休息。我们千万不能在孩子断奶后就高枕无忧了。我们需要像对待孩子的其他基础健康问题一样来对待和维护睡眠。营养、运动、精神状态和睡眠是我们一辈子的健康支柱。我们要优先考虑和重视它们，但同时也不要因为强求而给自己太大压力。

这个时代，孩子们需要考虑的问题比以往任何时候都多。最近的新冠肺炎疫情给我们带来了非常大的压力和不确定性。对一些人来说，那些可以保持睡眠稳定的规律性活动，如学校教学和体育活动都受到了影响。快速入睡已经成了稀罕物，而睡眠紊乱通常是出现问题的早期信号。

当我与专业体育组织合作时，通常首要任务是建立一种关于睡眠的沟通文化。我们不要去管那些睡眠追踪器或者对睡眠的深入评估，先创造一个没有评判、没有后果的安全的环境，让大家可以自由地谈论他们的睡眠情况。同样，你应该经常和孩子沟通他们的睡眠情况。只要有可能，你就尽量鼓励他们分享自己对睡眠的感受和担忧。

睡眠问题通常是可以解决的，这也是我为什么喜欢这个主题的原因之一。现在，你已经掌握了足够的睡眠相关知识，不管你的孩子几岁，你都可以开始改善他们的睡眠了。请带着这些新学到的知识前行，与你孩子的老师和医生进行有意义的交流，养育一个健康的能睡个好觉的孩子吧！

附录A

THE RESTED CHILD

孩子睡眠时间型问卷

背景信息

请回答下列问题或选择你认为最恰当答案。

问卷填写人：□ 母亲 □ 父亲 □ 其他 ________

填写问卷的日期：____年____月____日

孩子的性别：□ 男 □ 女

孩子的出生日期：____年____月____日

孩子的年龄：________岁

孩子的排行：________

他 / 她是独生子女吗？□ 是 □ 不是

你的核心家庭中有多少个孩子？ ________

你家庭中的所有孩子都是同父同母吗？□ 是 □ 否

孩子目前的受教育水平：□ 学前班 □ 幼儿园 □ ________年级 □ 未上学

如果他 / 她上学，每周上多少天？ ________；每天上多少个小时？ ________

他 / 她是否上过日托或课后托管班？□ 是 □ 不是

如果是，一周多少天？________；每天多少个小时？________

下面的问题是关于“有安排的日子”和“休息日”的睡眠—觉醒模式。在回答这些问题时，请回想一下孩子最近几周的行为。对于条件有变化的问题（例如，孩子每周一天在早上 7:00 去幼儿园，每周三天在早上 9:00 去幼儿园），请填写或选择最经常或最常见的答案。

有安排的日子

孩子的睡眠—觉醒模式直接受个人或家庭活动的影响（如受学校、日托班、工作、运动等影响）。

在有安排的日子里，你的孩子：

1. 早上醒来的时间是________:________。
2. 早上醒来的方式：□ 自己醒来 □ 在家人的帮助下醒来 □ 使用闹钟醒来。
3. 早上________:________ 起床。
4. 早上________ :________完全清醒。
5. 经常午睡：□ 是 □ 不是。

   如果是，他 / 她每周午睡________天。如果没有，为什么他 / 她不午睡？____

   如果是，他 / 她的睡眠时间为________ 分钟 / 每次午睡。

在计划日之前的那个晚上：

6. 你的孩子晚上________:________ 上床睡觉（身体在床上）。
7. 你的孩子晚上________:________（关灯）准备好入睡了 。
8. 他 / 她需要________ 分钟才能入睡（关灯后）。

自由日

孩子的睡眠—觉醒模式是自由的，不受个人或家庭活动（如学校、日托班、工作、运动等）的影响。

每天早上，你的孩子都会：

9. 通常在早上________:________ 醒来。

10. 按计划日的时间醒过来，但醒来后又会继续睡回笼觉：□ 是 □ 否

如果是，你的孩子在醒来后会再睡________分钟。

11.________:________ 前起床。

12.________:________ 前完全清醒。

13. 经常午睡：□ 是 □ 不是

如果是，他 / 她每周有________ 天午睡。如果没有，为什么他 / 她不午睡？____

如果是，他 / 她每次午睡的时间为________ 分钟。

在自由日之前的那个晚上：

14. 你的孩子晚上________:________ 上床睡觉（身体在床上）。

15. 你的孩子晚上________:________（关灯）准备好入睡了 。

16. 他 / 她需要________ 分钟才能入睡（关灯后）。

对于以下每个问题，请根据你的孩子最近几周的行为表现做出判断，选择最能描述你孩子情况的答案。答案不分“正确”与“错误”。

17. * 如果你的孩子必须被叫醒，你觉得早上叫醒他 / 她有多难？

A. 特别困难

B. 比较困难

C. 一般困难

D. 有点困难

E. 一点也不难或我的孩子从来不需要被叫醒

18. * 你的孩子在早晨醒来后的 30 分钟内有多清醒？

A. 一点也不清醒

B. 有点清醒

C. 一般清醒

D. 比较清醒

E. 特别清醒

19. 考虑到你孩子的“感觉最好”的节奏，如果他 / 她可以自己决定，并且他 / 她可以完全自由地计划一天的生活（如度假时），你的孩子会在什么时间起床？

A. 早上 6：30 之前

B. 早上 6: 30—7: 14

C. 早上 7: 15—9: 29

D. 早上 9: 30—10: 14

E. 早上 10:15 之后

20. 考虑到你孩子的“感觉最好”的节奏，如果他 / 她可以自己决定，并且如果他 / 她可以完全自由地计划第二天（如周末），你孩子会在什么时间上床睡觉？

A. 在下午 6:59 之前

B. 晚上 7：00—7：59

C. 晚上 8：00—9：59

D. 晚上 10：00—10：59

E. 晚上 11：00 以后

21. 让我们假设你的孩子必须在一个长达 2 小时的困难考试中处于最佳状态。考虑到你孩子的“感觉最好”的节奏，以及你可以完全自由地计划你孩子的一天，你会在下面 3 个时间中选择哪一个让孩子参加这个考试？

A. 上午 7:00—11:00

B. 上午 11：00—下午 3：00

C. 下午 3：00—8：00

22. 假设你已经决定让你的孩子参加一项体育活动（如游泳）。唯一可选择的课程时间是早上 7：00—8：00，每周 2 次，你认为他 / 她的表现会如何？

A. 状态很好

B. 状态良好

C. 状态一般

D. 状态较差

E. 状态非常差

23. 大约晚上什么时间你的孩子看起来很累并需要睡觉？

A. 下午 6:30 之前

B. 下午 6:30—7:14

C. 晚上 7:15—9:29

D. 晚上 9:30—10:14

E. 晚上 10:15 之后

24. * 如果你的孩子必须每天早上 6：00 起床，你认为这对他 / 她来说会是什么情况？

A. 非常困难

B. 比较困难

C. 一般难度

D. 有点困难

E. 没有困难

25. * 如果你的孩子总是要在特定时间内上床睡觉，你认为对他 / 她来说会是什么样子？（2 岁：晚上 6：00；2 ～ 4 岁：晚上 6：30；4 ～ 8 岁：晚上 7：00；8 ～ 11 岁：晚上 7：30）

A. 非常困难

B. 比较困难

C. 一般难度

D. 有点困难，但问题不大

E. 没有困难

26. 当你的孩子在早上醒来时，他需要多长时间才能完全清醒？

A. 0 分钟（马上）

B. 1 ～ 4 分钟

C. 5 ～ 10 分钟

D. 11 ～ 20 分钟

E. ≥21 分钟

回答完上述问题后，你可能会大致了解到你的孩子属于哪种“时间型”。例如，如果你的孩子在“自由日”比“计划日”睡得更久，或者你的孩子在星期一早上很难起床，那么他 / 她更可能是夜晚型的人（夜猫子型）。反之，如果你的孩子经常醒来，一起床就感觉很兴奋，而且你的孩子喜欢早睡而不是晚睡，那么他 / 她更可能是清晨型的人（早起的鸟儿）。请在下列选项中选择你孩子的类型。你只能选择一种类型！

27. 我的孩子是：

- ☐ 绝对清晨型
- ☐ 清晨型多于夜晚型
- ☐ 不是清晨型，也不是夜晚型
- ☐ 夜晚型多于清晨型
- ☐ 绝对夜晚型
- ☐ 我不知道

测试分数是由第 17 ～ 26 题的答案分数相加得出的（A=1, B=2, C=3, D=4, E=5），注意打星号“*”的问题需要反向计分。

患者的睡眠记录表 第________周

日期	示例							
上床时间	晚上 11:00							
睡着时间	晚上 12:30							
醒了几次	2 次							
醒来了多久	5 分钟 30 分钟							
最后醒来时间	早上 6:15							
起床时间	早上 7:30							
午休时间	下午 4:00 睡了一个小时							

睡眠之家的法则①

1. 睡眠总会是赢家，其他事情都要为睡眠让路。

2. 对睡眠的感知和实际的睡眠情况是两件完全不同的事情。

3. 如果你玩电子游戏《堡垒之夜》(*Fortnite*)，那你不可能睡得着。

4. 不管怎么尝试，你的孩子都不可能“不睡觉”。

5. 世上没有不骗人的安眠药。

6. 单靠睡眠卫生可能无法解决你孩子的睡眠问题，但我希望它能。

7. 当你的孩子不饿时，你不会带他去餐厅吃东西。所以你不要在他不困的时候让他上床睡觉。

8. 如果你觉得孩子困了，但他花了 2 个小时才睡着，那么其实他并不困。

9. 我们害怕很多事情，但是“不睡觉”不在其中。

---

① 抱歉，塞缪尔·申博士 [《上帝之家》(*The House of God*) 一书的作者]，我是你的铁杆粉丝。

10. 并不是所有的孩子都会熬夜。

11. 当你的孩子感到疲劳时，他应该休息。当他困了的时候，他应该去睡觉。如果他在疲劳的时候却上床睡觉，那就有问题了。

12. 不要以为你孩子的医生对睡眠很了解。

致谢

THE RESTED CHILD

在我的第一本书的致谢中，我最后感谢了我的妻子。那本书的写作很大程度上是一个秘密的尝试，我没有抱任何期望。但是对于这本书，我的爱人，我觉得我对你的依赖程度高了很多。一结束诊所的工作，我就销声匿迹，去写作了，我知道这给你带来了很大的负担，而你承担了所有这些负担，这是我能够把本书写完的主要原因。有你这样一位才华横溢的“编辑”来花时间审阅我的文字，我内心充满了感恩。

非常感谢杰夫·克兰曼（Jeff Kleinman）和书页文学管理公司让这本书得以发行。感谢你们这么善于倾听，提供建议，并始终保持乐观的态度。

劳伦·阿普尔顿（Lauren Appleton），谢谢你对这个项目投入的时间和热情。也许《极度疲惫》(*Tired AF*)并不合适做书名[①]。感谢阿莉莎·阿德勒(Alyssa Adler)、法林·施鲁塞尔(Farin Schlussel)、维多利亚·阿达莫(Victoria Adamo),以及艾弗里公司的每一个人对这个项目所做的努力。

感谢我诊所的员工,感谢你们的专业精神,感谢你们在我繁忙时帮助我。面对今年的巨大挑战,你们都挺身而出,以某种方式使"夏洛茨维尔神经病学和睡眠医学诊所"为我们的患者(孩子和成人)提供了更好的治疗体验。

---

① 不要嘛,我觉得这名字不错啊!

每个孩子
都有睡个好觉的权利

我结识《让孩子睡个好觉》的作者温特医生，是在2019年温哥华举办的世界睡眠大会上。在那之前，我阅读过他的另一本著作《睡眠解决方案》，并被他幽默的文笔和深厚的睡眠知识积累所折服。于是在睡眠大会的间歇，我约他来我的睡眠播客“deep into sleep”做了一期嘉宾。在采访中，我们聊到当今社会上存在的儿童和青少年睡眠问题，以及这方面的资源多么稀缺。他向我透露，他正在写一本帮助父母们理解儿童睡眠的书。期待了两年，2021年，我终于等到了这本书面世。

踏入睡眠领域之后，我才发现这个领域的知识是多么的庞杂，了解到睡眠对我们日常生活的影响有多严重，而大多数人往往会忽视睡眠，认为它无关紧要。

在旧金山湾区的诊所里，我曾经见到过患有嗜睡症的 16 岁女孩儿，她被误诊为抑郁症和精神分裂症多年，吃了各种心理治疗药物却完全没有好转。而在我之前，没有人质疑过她的睡眠问题。我也见过被诊断为多动症的孩子在改善了睡眠困难之后，其问题行为也随之消失了。我还见过很多高中留学生，他们白天一直犯困，学习效率低下，直到被诊断患有严重的睡眠呼吸问题并接受治疗后，一切才开始快速好转，包括他们的情绪问题。

这样的临床案例太多了，我从最初的震惊，到心痛，转变为后来的无奈，然而，我从来没有放弃希望。我一直相信，每个孩子都有睡个好觉的权利，在科学方法的引导下，孩子和家长们都不需要再因为睡眠问题苦苦挣扎。

虽然目前的睡眠科学还不完善，市面上各种错误的信息鱼龙混杂，污名化睡眠问题的现象还存在，但是，睡眠心理学家和睡眠医生们都在用自己的方式，努力向大家传达科学的、靠谱的睡眠信息。我相信，当我们了解睡眠问题是什么，为什么会发生，可以就此做一些什么时，我们对睡眠的恐惧就会降低，患者被误诊为其他疾病的概率就会降低，我们选取的干预方法也会更有针对性、更有效。最终，我们的健康会因此受益，我们的医疗系统也会因此受益。

本书中，温特医生用他一贯幽默的文笔、丰富的临床治疗经验、自己的育儿体悟，以及大量的案例故事向我们展示了儿童和青少年们常见的，也是常常被误诊的那些睡眠障碍。我是笑着翻译完这本书的，也希望读这本书的你，在他幽默的笔触中有所收获。

非常感谢浙江教育出版社各位编辑老师们的辛勤付出，让本书能被更多人看到。

祝你阅读愉快！

徐艺珊博士

2022 年 6 月 20 日

参考文献

THE RESTED CHILD

考虑到环保的因素，也为了节省纸张、降低图书定价，本书编辑制作了电子版的参考文献。扫码查看本书全部参考文献内容。

图书在版编目（C I P）数据

让孩子睡个好觉 / (美) W. 克里斯·温特 (W. Chris Winter) 著 ; 徐艺珊译. -- 杭州 : 浙江教育出版社, 2022.11
书名原文: The Rested Child
ISBN 978-7-5722-4491-9

Ⅰ. ①让… Ⅱ. ①W… ②徐… Ⅲ. ①儿童一睡眠障碍一诊疗 Ⅳ. ①R749.94

中国版本图书馆CIP数据核字(2022)第188741号

浙江省版权局
著作权合同登记号
图字:11-2022-249号

上架指导：儿童睡眠 / 科学养育

让孩子睡个好觉

RANG HAIZI SHUI GE HAOJIAO

[美] W. 克里斯 · 温特（W. Chris Winter） 著
徐艺珊　译

责任编辑：刘姗姗
美术编辑：韩　波
责任校对：李　剑
责任印务：陈　沁
封面设计：ablackcover.com
出版发行：浙江教育出版社（杭州市天目山路 40 号　电话：0571-85170300-80928）
印　　刷：天津中印联印务有限公司
开　　本：710mm ×965mm　1/16
印　　张：19.25　　字　　数：272 千字
版　　次：2022 年 11 月第 1 版　　印　　次：2022 年 11 月第 1 次印刷
书　　号：ISBN 978-7-5722-4491-9　　定　　价：82.90 元

如发现印装质量问题，影响阅读，请致电 010-56676359 联系调换。